LEÇONS

SUR LES

NERFS VASO-MOTEURS

SUR L'ÉPILEPSIE

ET SUR LES

ACTIONS RÉFLEXES NORMALES ET MORBIDES

CORBEIL, typ. et stér. de CRÉTÉ FILS.

LEÇONS

NERFS VASO-MOTEURS

SUR L'ÉPILEPSIE

ET SUR LES

ACTIONS RÉFLEXES NORMALES ET MORBIDES

PAR

LE Dr BROWN-SÉQUARD

Traduites de l'anglais

PAR LE Dr BÉNI-BARDE

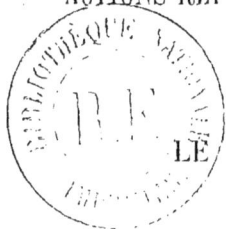

PARIS

LIBRAIRIE DE G. MASSON

LIBRAIRE DE L'ACADÉMIE DE MÉDECINE

17, Place de l'École-de-Médecine

MDCCCLXXII

TABLE DES MATIÈRES

TROISIÈME LEÇON.

DE L'ÉTIOLOGIE, DE LA NATURE ET DU TRAITEMENT DE L'ÉPILEPSIE. — QUELQUES REMARQUES SUR PLUSIEURS AUTRES AFFECTIONS DES CENTRES NERVEUX.

APPENDICE PREMIER.

RECHERCHES SUR L'ÉPILEPSIE.

APPENDICE SIXIÈME.

DES SYMPTÔMES VASO-MOTEURS DANS L'HÉMIPLÉGIE SPINALE.

PRÉFACE

Plusieurs ouvrages et mémoires, contenant des recherches relatives au système nerveux vaso-moteur, à
l'épilepsie et aux phénomènes réflexes morbides, ont
été publiés depuis déjà longtemps, en Amérique ou
en Angleterre, par le docteur Brown-Séquard. Ces
recherches, ainsi que les publications diverses qui en
contiennent l'exposé, sont restées presque absolument
inconnues en France. Nous croyons rendre service aux
praticiens de notre pays en leur donnant une traduction d'une bonne partie de ces recherches.

Notre travail se compose de deux parties : 1° la traduction de trois leçons faisant partie de l'ouvrage
publié par M. Brown-Séquard, à Philadelphie (États-
Unis), en 1860, sous le titre de « *Course of Lectures
on the Physiology and Pathology of the Central Nervous
System.* » Ces leçons sont les IXe, X^e et XIe de cet ou-

vrage (p. 139 à 186); 2° sous le titre d'appendices la traduction de diverses parties d'ouvrages et de mémoires de notre auteur (1).

BÉNI-BARDE.

(1) Les notes du traducteur se distinguent de celles de l'auteur en ce qu'elles sont marquées d'une astérisque (*).

DES

NERFS VASO-MOTEURS

ET DES

ACTIONS RÉFLEXES NORMALES ET MORBIDES

PREMIÈRE LEÇON.

SUR LES PHÉNOMÈNES PHYSIOLOGIQUES ET PATHOLOGIQUES
DÉPENDANT DU NERF GRAND SYMPATHIQUE.

*Effets de la section du nerf grand sympathique dans la ré-
gion cervicale. — Effets de l'excitation du même nerf,
dans la même région, par un courant galvanique ou
électro-magnétique. — Presque tous les effets causés par
la section ou la galvanisation de ce nerf sont dus à l'état
des vaisseaux sanguins après ces opérations. — Le nerf
sympathique a son origine principale dans l'axe cérébro-
spinal. — Similitude des effets de la section du nerf
sympathique et de ceux de la section d'une moitié latérale
de la moelle épinière. — Persistance de la contraction
des vaisseaux sanguins, due à l'irritation de l'axe cérébro-spinal dans certaines maladies. — Deux sortes d'influences normales ou morbides du système nerveux sur la
nutrition, les sécrétions, etc., l'une sur les vaisseaux sanguins, l'autre sur les tissus.*

1

MESSIEURS,

Je me propose dans cette leçon d'étudier avec vous l'influence du système nerveux sur la nutrition, la production de la chaleur animale, les sécrétions, etc. J'appellerai d'abord votre attention sur le mode d'action du nerf grand sympathique sur ces phénomènes organiques, dans l'état de santé et dans l'état morbide. Pour cela, il importe de connaître les effets de la section et de la galvanisation de ce nerf. Mais, avant de les exposer, j'espère que l'on me permettra de donner avec exactitude quelques-unes des dates de publication des principales découvertes relatives à ce sujet.

Le professeur Claude Bernard a publié les résultats de ses premières recherches sur les effets de la section du nerf grand sympathique cervical en 1851 et dans le commencement de 1852 (1).

Le seul grand fait annoncé dans ces publications est que cette section est constamment suivie d'un afflux de sang considérable dans les parties de la tête auxquelles se distribue le sympathique. Guidé par des expériences que j'avais faites plusieurs années auparavant, avec mon ami le docteur Tholozan, — expériences relatives à l'influence des nerfs sur les vaisseaux sanguins, — je compris de suite que le phénomène principal découvert par M. Cl. Bernard était dû à la paralysie des vaisseaux sanguins survenue après la section du sympathique, et je pensai que, si mon interpré-

(1) Voyez les comptes rendus de la Société de biologie de décembre 1851 dans la *Gazette médicale* de Paris, 1852, p. 74, et les *Comptes rendus de l'Académie des sciences*, séance du 29 mars 1852.

tation était juste, j'obtiendrais, par la galvanisation de ce nerf, l'inverse des effets de sa section. Je fis l'expérience et je trouvai, comme je l'avais prévu, que les vaisseaux sanguins se contractaient, que la quantité du sang diminuait et que la température s'abaissait. La date de ma première publication est le 1ᵉʳ août 1852 (1).

Trois ou quatre mois plus tard, M. Bernard, ne connaissant pas ce que j'avais fait, annonçait à la Société de biologie (en novembre 1852) qu'il avait vu la galvanisation du nerf sympathique cervical diminuer la quantité du sang, abaisser la température, etc. (2).

En février 1853, un très-habile physiologiste anglais, le docteur Augustus Waller, n'ayant connaissance ni de ce que j'avais publié, ni des communications de M. Bernard à la Société de biologie, annonçait à l'Académie des sciences de Paris (3) qu'il avait découvert que la galvanisation du nerf sympathique déterminait des effets opposés à ceux de la section de ce nerf. Il proposait en même temps la théorie que j'avais déjà émise, et qui a été admise, depuis, par presque tous les physiologistes.

Comme à mes yeux, la connaissance des effets de la paralysie et de ceux de l'irritation du nerf sympathique cervical ouvre un champ nouveau et extrêmement important à la physiologie, à la pathologie et à la thérapeutique, je crois devoir donner tout au long la liste des phénomènes qui ont

(1) *Philadelphia Medical Examiner*, août 1852, p. 489 ; ce travail a été publié de nouveau dans mon ouvrage intitulé : *Exper. Researches applied to Physiol. and Pathol.*, p. 9, New-York, 1853.

(2) Voyez les comptes rendus de la Société de biologie dans la *Gazette médicale*, 1853, p. 71.

(3) *Comptes rendus de l'Académie des sciences*, séance du 28 février 1853. — Je signalerai plus loin ce qui avait été déjà fait relativement à l'influence des nerfs sur les vaisseaux sanguins par Stilling, Henle, James Paget et Wharton Jones, antérieurement aux recherches du professeur Bernard.

été observés après la *section* et.après la *galvanisation* du nerf sympathique cervical.

I. EFFETS DE LA SECTION DU NERF SYMPATHIQUE CERVICAL.	AUTEURS QUI ONT fait la première OBSERVATION.
Phénomènes observés à la tête du côté de l'opération.	
1. Resserrement de la pupille.	POURFOUR
2. L'œil semble être plus petit ou même se rétrécit véritablement.	DU PETIT.
	Id.
3. L'œil est tiré en arrière et un peu en dedans.	Id.
4. Les paupières sont en partie fermées.	Id.
5. La troisième paupière ou membrane clignotante avance sur le globe de l'œil et, parfois, s'étend sur une partie de la cornée.	Id.
6. La production du mucus palpébral est augmentée.	Id.
7. La cornée s'aplatit et perd de son lustre.	Id.
8. Presque tous les muscles de l'œil sont contractés.	CLAUDE BERNARD.
9. Les muscles de la commissure des lèvres et de la narine sont contractés.	Id.
10. L'oreille se redresse en partie, par suite de la contraction de quelques muscles.	BROWN-SÉQUARD.
11. Il y a augmentation évidente dans la quantité de sang.	DUPUY ET BERNARD.
12. La température est notablement augmentée.	D. ET B.
13. La sensibilité est augmentée.	BERNARD.
14. Lorsqu'on tue l'animal, la faculté réflexe dure plus longtemps que dans l'autre côté.	Id.
15. Les mouvements volontaires paraissent aussi durer plus longtemps.	BROWN-SÉQUARD.
16. La sensibilité dure aussi plus longtemps.	Id.
17. Les mouvements réflexes de l'iris durent plus longtemps.	Id.
18. Le sens de l'ouïe *paraît* être plus développé.	Id.
19. La sensibilité de la rétine *paraît* être augmentée.	Id.
20. La transpiration (particulièrement aux oreilles chez les chevaux), est augmentée.	DUPUY.

21. La sécrétion du cérumen est augmentée.   Schiff.
22. La sécrétion des larmes est augmentée.   (?)
23. L'absorption est plus rapide.   Bernard.
24. Le chloroforme y détruit la sensibilité plus
    tard qu'ailleurs.   Id.
25. La couleur du sang veineux est changée.   Martini
                                                                    et Bernard.
26. La quantité de graisse diminue.   Martini.
27. C'est ici qu'ont lieu les premières convulsions,   Brown-
    après l'empoisonnement par la strychnine.   Séquard.
28. Un courant galvanique, trop faible pour agir
    sur l'autre côté, peut produire ici des con-
    tractions.   Id.
29. La sensibilité, dite récurrente, du nerf facial
    est augmentée.   Id.
30. La pression du sang sur les parois des artères
    est augmentée.   Bernard.
31. Après la mort, les nerfs moteurs de la face   Brown-
    semblent rester plus longtemps excitables   Séquard.
    que ceux de l'autre côté.
32. Les muscles et l'iris restent plus longtemps
    contractiles.   Id.
33. L'irritabilité des artères, et particulièrement
    de l'auriculaire principale, est augmentée
    pendant plusieurs semaines après l'opéra-
    tion ; cette irritabilité dure aussi plus long-
    temps après la mort.   Id.
34. La rigidité cadavérique survient plus tard et
    dure plus longtemps.   Id.
35. La putréfaction commence plus tard.   Id.
36. Le courant galvanique des muscles, recherché
    avec la grenouille galvanoscopique, est plus
    fort que dans ceux de l'autre côté.   Id.
37. Les injections de sang rouge, faites après la
    mort par les artères carotides et vertébrales,
    peuvent régénérer les propriétés vitales des
    tissus nerveux et des tissus contractiles plus
    tard, après leur disparition, de ce côté que de   Id.
    l'autre.   Petit, Moli-
38. Plusieurs altérations pathologiques peuvent   nelli, Mayer,
    avoir lieu, principalement dans l'œil.   J. Reid, etc.

Je vais donner maintenant la liste des phénomènes observés après la *galvanisation* du nerf grand sympathique cervical.

PHÉNOMÈNES OBSERVÉS APRÈS LA GALVANISATION.	AUTEURS QUI ONT fait la première OBSERVATION.
1. Dilatation de la pupille.	A. WALLER ET BUDGE.
2. Les paupières sont largement ouvertes et le globe de l'œil est projeté en avant.	BERNARD.
3. Les vaisseaux sanguins se contractent et la quantité de sang diminue.	BROWN-SÉQUARD.
4. La température diminue.	Id.
5. La sensibilité diminue.	Id.
6. La conjonctive et la cornée se dessèchent.	Id.
7. La strychnine produit, ici, moins de convulsions que de l'autre côté.	Id.
8. Après la mort, les propriétés vitales des nerfs du mouvement et du sentiment disparaissent, ici, plus rapidement que de l'autre côté.	Id.
9. L'irritabilité de l'iris et celle des muscles disparaissent aussi plus tôt que de l'autre côté, après la mort.	Id.
10. La contractilité des artères dure moins de temps après la mort.	Id.
11. Le courant galvanique donné par les muscles est très-faible.	Id.
12. La rigidité cadavérique vient plus promptement et dure moins longtemps.	Id.
13. La putréfaction vient plus tôt.	Id.
14. La faculté de régénération des propriétés vitales dans les muscles de la face, après l'apparition de la rigidité cadavérique, disparaît plus promptement que de l'autre côté.	Id.

Il est évident que tous ces phénomènes sont exactement

l'inverse de ceux qui suivent la section du sympathique cervical. Si nous résumons d'une part les phénomènes observés après la galvanisation, et de l'autre ceux qui résultent de la section de ce nerf, nous pouvons, à l'exception de quelques-uns, les ranger dans les trois groupes suivants :

SECTION DU NERF.	GALVANISATION DU NERF.
1. Dilatation des vaisseaux sanguins.	1. Contraction des vaisseaux sanguins.
2. Afflux de sang.	2. Diminution de sang.
3. Augmentation des propriétés vitales.	3. Diminution des propriétés vitales.

Presque tous les physiologistes admettent maintenant que la section du sympathique cervical est suivie de la paralysie des vaisseaux sanguins ; et que cette paralysie ayant pour conséquence de laisser passer à travers ces vaisseaux une plus grande quantité de sang, dans un temps donné, est suivie d'un accroissement des propriétés vitales des tissus nerveux et contractiles. Cette opinion est basée sur un grand nombre d'expériences variées, faites par le docteur Aug. Waller, le professeur Donders et plusieurs de ses élèves, par Kussmaul et Tenner, Moritz Schiff et moi-même (1). Ces expériences démontrent, en outre, que les diverses circonstances qui déterminent un plus grand afflux de sang dans les vaisseaux sanguins de la tête, en un temps donné, donnent naissance à presque tous les phénomènes qui suivent la section du sympathique cervical. Ainsi, par exemple, j'ai trouvé que la suspension d'un animal par les pattes de derrière, en déterminant une congestion dans la tête, produit, à très-peu de chose près, tous les effets de cette section.

Je regrette beaucoup de ne pouvoir porter à votre connais-

(1) Voyez mon mémoire, *Sur les effets de la section et de la galvanisation du nerf grand sympathique*, in *Gazette médicale* de Paris, 1854, p. 30.

sance les preuves les plus décisives en faveur de l'opinion que je viens d'émettre. Le temps me manque en
effet pour énumérer cette longue série d'observations, qui
viennent toutes à l'appui de mon opinion et qui rendent impossible cette théorie *vitaliste*, d'après laquelle les actions normales du nerf grand sympathique augmenteraient après qu'il
a été divisé et diminueraient quand il est excité par le galva-
nisme, théorie selon laquelle, en outre, la nutrition et la chaleur animale dépendraient du nerf sympathique, qui pro-
duirait un accroissement de ces deux fonctions après qu'il a
été divisé (bien qu'il doive alors cesser d'agir), et une diminution de ces fonctions lorsqu'il est galvanisé (bien qu'il
doive agir, alors, plus que normalement) *. Néanmoins, je

---

* Bien que ce renvoi n'existe pas dans le texte, il m'a paru utile de
l'y placer, pour avoir l'occasion d'extraire d'une communication faite à
l'Académie des sciences de Paris par M. Brown-Séquard, quelques lignes se
rattachant à cette question si intéressante.

. . . .

. . . . . « Je dois dire tout d'abord que pour ce nerf (grand sympathique
cervical), de même que pour tous les autres nerfs, il y a deux sortes d'effets
à observer successivement après la section : les uns sont immédiats, et en
général très-peu durables : ce sont des effets de l'excitation qu'on produit sur
le nerf pendant qu'on le coupe. Ils ressemblent aux effets de la galvanisation,
parce qu'ils sont, comme eux, les conséquences de la mise en action des propriétés du nerf ; mais ils diffèrent des effets de l'excitation galvanique prolongée en ce que, résultant d'une excitation mécanique comparativement
légère, ils n'ont que peu d'intensité et une très-courte durée. Ils font bientôt
place aux seconds effets de la section du nerf, c'est-à-dire aux effets de *paralysie*, de *cessation d'action*.

Les principes élémentaires de physiologie qui se rapportent à ce que je
viens de dire peuvent être énoncés brièvement ainsi qu'il suit :

1° Pendant qu'on coupe un nerf, comme pendant qu'on le galvanise, on
l'*excite*.

2° Quand on excite un nerf, on le fait agir et l'on obtient, à un degré plus
ou moins considérable, les effets de son action.

3° Les effets qu'on observe, quelque temps après la section d'un nerf, sont
les conséquences de sa paralysie ou cessation d'action.

. . . .

. . . . . . C'est effectivement parce qu'on a oublié que lorsqu'un nerf a

suis prêt à reconnaître qu'il y a d'autres causes d'activité de la circulation dans la tête, que la paralysie des vaisseaux sanguins.

Le fait d'une plus grande activité de la nutrition et des sécrétions, causée par l'augmentation de quantité du sang qui suit une paralysie des vaisseaux, devient lui-même une cause nouvelle de l'accroissement de cette quantité, parce que, dans ces conditions, l'attraction exercée normalement par les capillaires sur le sang artériel est nécessairement augmentée. En d'autres termes, un plus grand afflux de ce liquide est lui-même, en raison de l'augmentation des changements chimiques nutritifs et sécrétoires, une cause d'accroissement de cette attraction (1).

A cette cause, on en doit ajouter une autre du même genre et de la même importance, je veux parler de la tempé-

été coupé, le bout périphérique se trouve paralysé et cesse d'agir, qu'on a considéré le grand sympathique comme servant à la production de la chaleur animale. L'expérimentation montre, au contraire, que lorsque le grand sympathique cesse d'agir (ce qui a lieu peu après sa section), la température s'élève, et que lorsqu'on exagère l'action de ce nerf en le galvanisant, on voit, ainsi que je l'ai découvert, la température s'abaisser : de sorte que si, en présence de phénomènes nombreux, on voulait conclure d'après deux faits seuls (d'une part la paralysie du grand sympathique et l'élévation de la température, d'une autre, l'action augmentée de ce nerf et la diminution de température), sans tenir compte des faits intermédiaires (état des vaisseaux sanguins et quantité de sang en circulation, etc.), on arriverait à dire que lorsque le grand sympathique agit vivement, il abaisse la température, et que lorsqu'il cesse d'agir, la température s'élève : d'où l'on conclurait en dernier lieu et très-logiquement que la fonction normale du grand sympathique est d'empêcher la chaleur animale de trop s'élever. » (*Gazette médicale* de Paris, 1854, p. 30.)

(1) Pour la démonstration de l'attraction normale du sang artériel par les tissus vivants, et de la participation des capillaires dans les causes de la circulation du sang, je renverrai aux savants traités de physiologie, humaine et comparée, du professeur Carpenter, aux ouvrages si originaux du docteur Draper, de New-York, et particulièrement à un travail très-complet et très-remarquable sur ce sujet, modestement publié en article de revue, par M. W. S. Savory. (*British and Foreign med.-chir. Review*, avril et juillet 1855.)

rature. Quand une partie du corps est baignée par une plus grande quantité de sang qu'à l'état normal, la température s'élève, et cette élévation rend plus actives les modifications chimiques nutritives qui y attirent le sang artériel. Si maintenant on veut bien avoir dans l'esprit le mode de succession des phénomènes tel que je viens de l'exposer, on pourra facilement conclure que la cause primitive de l'augmentation d'afflux du sang est l'absence de contraction des vaisseaux sanguins, qui permet à ce liquide de passer là plus aisément que partout ailleurs *.

* Pour compléter les renseignements que M. Brown-Séquard n'a pas pu donner dans son cours, je vais mettre sous les yeux du lecteur un extrait d'une communication qu'il a faite à l'Académie des sciences de Paris en 1854.

. . . .

. . . . . « Je viens aujourd'hui faire voir qu'un simple afflux de sang à la tête, occasionné par une cause tout autre que la section de ce nerf, y est suivie des mêmes effets.

Après la section du nerf grand sympathique, au-dessus du ganglion cervical supérieur, la portion périphérique de ce nerf (ainsi qu'il arrive pour tous les nerfs) perd ses propriétés vitales. Les effets durables qu'on observe après cette opération sont donc les conséquences de la paralysie ou cessation d'action de ce nerf. Cette paralysie existant, il est tout simple que les vaisseaux sanguins que le nerf animait soient paralysés, et conséquemment qu'ils se dilatent. Leur dilatation ouvrant une plus large voie au sang, celui-ci y circule en plus grande abondance, et par suite on observe, dans les parties alors abreuvées de suc nourricier, une augmentation notable de vitalité. C'est par la même raison que, dans les expériences que je vais rapporter, un afflux de sang, dû à une cause purement physique, est suivi des mêmes effets.

Si l'on prend un animal (surtout un lapin) par les deux membres postérieurs et qu'on le tienne suspendu, la tête en bas, on observe une série de phénomènes presque identiques à ceux qui suivent la section du grand sympathique au cou.

1° La pupille se resserre presque autant qu'après la section de ce nerf ou même qu'après l'ablation du ganglion cervical supérieur. Le resserrement s'opère d'abord très-vite, après le commencement de la suspension ; et après deux ou trois minutes, il augmente très-lentement et atteint son maximum vers la huitième minute. Dans quelques cas, je l'ai trouvé, à ce moment, aussi considérable, sinon plus, qu'après l'ablation du ganglion cervical su-

Nous arrivons maintenant à la question du lieu d'origine du nerf sympathique cervical. Le docteur Augustus Waller, ce très-ingénieux physiologiste, a fait des expériences, con-

périeur, chez les lapins. Si cette ablation a été faite avant la suspension, la pupille, déjà resserrée, se resserre encore davantage lorsqu'on suspend l'animal, et elle arrive à un degré excessif d'étroitesse. J'ai trouvé qu'après l'arrachement du nerf facial chez les lapins, la pupille se resserre un peu, et j'ai vu que si, dans cette condition, l'animal est tenu la tête en bas, le resserrement de la pupille devient très-considérable.

Si l'on fait contracter les vaisseaux de la conjonctive et de l'iris par l'application de la belladone, que le grand sympathique soit coupé ou non, la pupille se dilate, mais plus vite cependant dans ce dernier cas que dans l'autre. Si, après que cette dilatation s'est opérée, on tient l'animal suspendu, la tête en bas, dans les deux cas, la pupille ne se resserre pas d'une manière manifeste;

2° Les muscles droit interne, droit inférieur et oblique inférieur se contractent et le globe oculaire est tiré en dedans et en bas. De plus, par l'action de l'oblique inférieur, il roule autour de son axe médian (du centre de la cornée au centre de la rétine). Quelquefois la troisième paupière fait saillie jusque sur la cornée, par suite de la rétraction du globe oculaire. Les paupières se ferment à demi ou aux trois quarts, ordinairement un peu plus qu'après la section du grand sympathique. Les muscles des lèvres et des narines sont aussi contractés; quelquefois ils sont le siége de tremblements plus ou moins forts;

3° Un larmoiement manifeste existe, comme après la section du sympathique;

4° Les vaisseaux sanguins (les artères comme les veines) se dilatent notablement;

5° La température des narines, de la bouche, et surtout des oreilles, s'augmente notablement. Dans un cas j'ai vu, après dix minutes de suspension, la température de l'oreille d'un lapin s'élever de 26° $1/2$ à 37° centigr., l'air ambiant étant à 9° centigr. Sur un autre lapin, chez lequel le ganglion cervical supérieur, du côté droit, avait été extirpé, j'avais trouvé, avant de suspendre l'animal, 35° centigr. dans l'oreille droite et 27° dans l'oreille gauche; après dix ou douze minutes de suspension, je trouvai 38° dans l'oreille droite et 33° dans l'oreille gauche. Cinq minutes plus tard, cette dernière oreille avait gagné 2° $1/2$, l'autre étant stationnaire. Dans une autre expérience, sur un lapin très-vigoureux, sur lequel j'avais arraché le nerf facial du côté droit, l'oreille paralysée était à 34° centigr., et l'oreille saine à 30° seulement. Après dix minutes de suspension, l'oreille paralysée était à 38° $1/2$, et l'oreille saine à 36°. L'air ambiant était à 14° centigr., et la température de l'animal, prise dans le rectum, était à 39° $1/2$.

En général, la suspension est suivie, en huit ou dix minutes, d'une aug-

jointement avec le professeur J. Budge, qui semblent prouver que les fibres nerveuses de ce nerf qui se rendent à l'iris partent de la moelle épinière, entre la sixième vertèbre cervicale et la quatrième vertèbre dorsale, mais nous avons acquis la certitude que les origines des fibres du sympathique qui influencent l'iris sont plus étendues qu'ils ne le croyaient. Une section de la moitié latérale de la moelle épinière faite au

mentation de température aussi grande que celle qui suit l'ablation du ganglion cervical supérieur ;

6° La sensibilité de la face et des oreilles s'augmente manifestement. Il paraît en être de même de la sensibilité de la rétine et de la sensibilité auditive. Cependant l'état d'émotion de l'animal, pendant la suspension et aussitôt après, ne me permet pas de décider positivement s'il en est ainsi à l'égard de la sensibilité auditive ; mais, quant à la rétine, il paraît certain qu'elle devient plus sensible, car, si on tue l'animal, on voit que les mouvements de l'iris, consécutifs à l'excitation de cette membrane nerveuse, par une vive lumière, durent plus longtemps qu'à l'ordinaire ;

7° Si l'on asphyxie deux animaux aussi semblables que possible l'un à l'autre, l'un d'eux ayant été tenu suspendu pendant un quart d'heure, l'autre n'ayant point été suspendu, on trouve que les mouvements volontaires, respiratoires, convulsifs et réflexes cessent plus tard chez le premier que chez le second. Il en est de même quant à la durée des propriétés vitales de l'iris, des muscles et des nerfs moteurs de la tête ; mais c'est surtout l'irritabilité musculaire qui dure notablement plus chez l'animal qui a été suspendu. J'ai vu dans un cas cette propriété vitale durer une heure du plus après la mort chez un lapin qui avait été suspendu vingt minutes que chez un autre qui n'avait point été suspendu ;

8° La rigidité cadavérique se montre plus tard et dure plus longtemps dans les muscles de la tête chez les animaux tués après avoir été suspendus de dix à vingt minutes, que chez les animaux tués sans avoir été suspendus. De plus, la putréfaction, comme la rigidité, survient aussi plus tard et paraît être plus lente à s'achever.

Ces résultats d'un simple afflux de sang à la tête, produit par une cause purement physique, ressemblent tellement à ceux qu'on observe après la section du grand sympathique au cou, que je crois pouvoir conclure que les effets de cette section sur l'iris et sur la température de la tête ne dépendent pas des causes qu'on leur a assignées. Ces effets, de même que les autres, paraissent dépendre directement ou indirectement de la quantité de sang qui circule dans la tête. Dans un autre mémoire, je donnerai de nouvelles preuves à l'appui de cette conclusion. ▪ (*Comptes rendus de l'Académie des sciences*, 1854, vol. XXXVIII, p. 117.)

niveau de la cinquième ou de la sixième vertèbre dorsale et même, quelquefois, beaucoup plus bas, jusqu'à la neuvième ou dixième, affecte l'iris, comme le fait la section du sympathique, mais à un moindre degré. D'un autre côté, nous avons vu, et Schiff l'a vu également, que quelques-unes des fibres qui agissent sur l'iris, montent dans la partie cervicale de la moelle épinière, et très-probablement atteignent la moelle allongée.

En ce qui concerne les autres fibres du sympathique, celles qui se rendent aux vaisseaux sanguins des diverses parties de la tête, j'avais déjà trouvé en 1852 (1), et j'ai mieux constaté depuis, qu'elles ont leur principale source à la moelle épinière, par les racines du dernier nerf cervical et des premier et second nerfs dorsaux. Je pense que leur origine réelle se trouve, en partie dans la moelle épinière et en partie dans l'encéphale (même ses portions supérieures), mais principalement dans la moelle allongée et les parties encéphaliques avoisinantes.

Dans les autres parties du corps, les nerfs des vaisseaux semblent, de même que le sympathique cervical, venir principalement du centre cérébro-spinal.

Si nous divisons transversalement une moitié latérale de la moelle épinière dans la région dorsale, nous trouvons dans le membre abdominal du même côté la plupart des effets d'une section du sympathique au cou. Parmi ces effets, nous signalerons surtout les suivants :

1° Dilatation des vaisseaux sanguins ;

2° Afflux plus considérable de sang ;

3° Élévation de température ;

4° Hyperesthésie ;

(1) *Medical Examiner*, Philadelphie, août 1852, p. 485.

5° Accroissement des propriétés vitales des muscles et des nerfs du mouvement (1).

La liste suivante contient les points les plus intéressants de cette comparaison :

Section du nerf sympathique cervical ; ses effets à la face, du côté correspondant.	*Section d'une moitié latérale de la moelle épinière, à la région dorsale ; ses effets sur le membre postérieur, du côté correspondant.*
1. Vaisseaux sanguins dilatés (paralysés).	1. Même effet.
2. Comme conséquence, plus de sang.	2. Ditto.
3. Élévation de température.	3. Ditto.
4. Sensibilité légèrement augmentée.	4. Extrêmement augmentée.
5. Sensibilité durant, ici, plus longtemps que de l'autre côté, quand l'animal est chloroformé.	5. Durant plus longtemps qu'en aucune autre partie pendant la chloroformisation.
6. Sensibilité durant, ici, plus longtemps que de l'autre côté, pendant l'agonie.	6. Durant plus longtemps aussi que partout ailleurs, pendant l'agonie.
7. Beaucoup de muscles contractés.	7. État de légère contraction dans un grand nombre de muscles.
8. Absorption plus rapide.	8. Même effet.
9. Augmentation de la sueur et des autres sécrétions.	9. Augmentation de la sueur.
10. Les mouvements réflexes durent, ici, après la mort plus longtemps que partout ailleurs.	10. Même effet.
11. Après l'empoisonnement par la strychnine, c'est là que commencent les premières convulsions.	11. Même effet.
12. Un courant galvanique trop faible pour agir sur une autre partie, peut provoquer, ici, des contractions.	12. Même effet.
13. Les nerfs du mouvement, après la mort, restent ici excitables plus	13. Les nerfs du mouvement, après la mort, restent excitables pen-

(1) Voyez *Proceedings of the Royal Society*, vol. VIII, n° 27, 1857, p. 594.

longtemps que de l'autre côté.

14. Les muscles, après la mort, restent contractiles, ici, pendant un temps plus long que de l'autre côté.

15. La contractilité des vaisseaux sanguins est plus grande, ici, et dure plus longtemps.

16. Le courant musculaire galvanique (constatation faite avec la grenouille rhéoscopique), est plus fort et dure ici plus longtemps que de l'autre côté.

17. La rigidité cadavérique apparaît ici plus tard que de l'autre côté, et elle dure plus longtemps.

18. Il est plus facile ici que de l'autre côté de régénérer les propriétés vitales des nerfs et des muscles par des injections de sang rouge, peu de temps après que ces propriétés ont disparu.

19. La putréfaction vient plus tard et paraît progresser ici plus lentement que de l'autre côté.

dant un temps *notablement plus long.*

14. Les muscles, après la mort, restent contractiles, ici, *beaucoup plus longtemps* que de l'autre côté.

15. Même effet.

16. Même effet (plus marqué).

17. La rigidité cadavérique survient *notablement* plus tard que partout ailleurs et dure plus longtemps.

18. Même effet (plus marqué).

19. Même effet (plus marqué).

La question concernant l'origine réelle des nerfs des vaisseaux sanguins dans les centres cérébro-spinaux n'est pas encore entièrement résolue, mais plusieurs points sont déjà établis. Je veux ajourner, cependant, tout ce que j'ai à dire sur ce sujet, jusqu'à ce que je traite de la part que prennent ces nerfs dans certains états pathologiques *.

* Nous croyons utile d'ajouter ici l'extrait suivant d'une analyse du livre de Moritz Schiff (1) sur le système nerveux vaso-moteur, analyse publiée par M. Brown-Séquard, dans le numéro de janvier 1858 de son *Journal de physiologie.*

« La seconde partie du livre de M. Schiff est bien plus intéressante que

(1) *Untersuchungen zur Physiol. des Nervensystems mit Berücksichtigung der Pathologie;* von M. Schiff, Francfurt am Main, 1855.

J'ai déjà dit quels sont les effets de la galvanisation du nerf sympathique cervical : je vais ajouter quelques remarques à celles que j'ai déjà faites à ce sujet.

Les fibres nerveuses motrices du sympathique qui vont

la première. Elle a pour objet l'influence de l'absence d'action nerveuse sur l'élévation de la chaleur animale. Après un historique assez complet et dans lequel il semble s'être efforcé de rendre justice à ses prédécesseurs, M. Schiff expose d'abord les résultats de ses propres recherches sur l'influence de la section du nerf grand sympathique au cou.

« Au nombre des effets de cette section, dont nous devons en grande partie la découverte à M. Cl. Bernard, l'auteur étudie non-seulement ceux qui concernent l'élévation de la température, mais encore les contractions de certains muscles et l'hyperesthésie. Il soutient d'abord, ainsi que je l'ai fait le premier [longtemps avant Aug. Waller et Donders (1)] : 1º que l'afflux du sang dépend de la paralysie des vaisseaux sanguins ; 2º que l'élévation de température dépend de l'afflux du sang. Bien qu'il apporte à l'appui de cette dernière opinion quelques faits nouveaux, nous ne nous y arrêterons pas, parce que nous croyons qu'il n'est plus nécessaire de discuter cette question.

« Relativement aux contractions qui se produisent dans certains muscles, après la section du nerf grand sympathique, M. Schiff essaye de montrer que le rapprochement des paupières et la propulsion de la membrane nictitante ne sont pas des phénomènes actifs, mais des effets passifs dus au mouvement en arrière du globe de l'œil. Il ne dit pas positivement quelle est la cause de ce dernier mouvement, mais il est évident qu'il croit que cette cause réside dans une paralysie partielle des muscles obliques. Nous nous bornerons à signaler cette opinion, sans la discuter. Nous persistons à admettre l'explication que M. Schiff combat et d'après laquelle le rapprochement des paupières après la section du grand sympathique dépendrait, en partie, de ce que les vaisseaux sanguins du muscle orbiculaire contiennent plus de sang qu'avant (2). Quant aux autres muscles de la face, ceux des lèvres et des narines, M. Schiff nie qu'ils soient contractés après la section du grand sympathique. Cela montre tout simplement qu'il n'a pas vu ce fait, mais non qu'il n'existe pas. M. Bernard l'a vu et je l'ai aussi constaté. La contraction de ces muscles est plus ou moins forte et elle semble ne dépendre que de l'augmentation de nutrition et de stimulation, due à ce que plus de sang y circule. Chez certains animaux (le lapin, par exemple), le nerf facial envoie bien plus de fibres que le grand sympathique aux vaisseaux de la plupart des muscles de la joue et des lèvres et, ainsi que nous l'avons trouvé depuis

(1) Voy. *Medical Examiner*, Philadelphie, août 1852, p. 483, et mon livre *Exper. Researches applied to Physiol. and Pathol.* New-York, 1853, p. 9.

(2) Voyez, à cet égard, notre mémoire *Sur les effets de la section et de la galvanisation du nerf grand sympathique* (*Gaz. Méd.* 1854, p. 31).

aux vaisseaux sanguins (les fibres nerveuses vaso-motrices),
peuvent agir quand elles sont excitées directement ; mais ce

plus de quatorze ans, M. Martin-Magron et moi, on voit des contractions no-
tables se montrer dans ces muscles après la section du nerf facial.

« M. Schiff a trouvé, comme R. Wagner et Remak, que la galvanisation
du nerf grand sympathique fait saillir le globe de l'œil hors de l'orbite,
même sur un animal mort. Il soutient que ce mouvement dépend d'une
contraction des muscles obliques : de sorte que le grand sympathique serait
un nerf moteur, non-seulement des fibres musculaires rayonnées de l'iris,
mais encore de deux muscles de la vie animale. Bien que nous ayons vu le
mouvement de l'œil en avant en galvanisant le grand sympathique, nous ne
croyons pas que l'explication qu'en donnent Remak et Schiff soit suffisamment démontrée.

« Le nerf grand sympathique n'est pas le seul nerf vaso-moteur de la
tête. M. Schiff fait voir que des filaments des nerfs cervicaux animent les
vaisseaux sanguins de l'oreille, surtout chez le lapin; il affirme ensuite que
la section du nerf trijumeau est suivie d'une paralysie de vaisseaux sanguins et d'une élévation de température. Relativement au nerf facial j'ai
montré que si on l'arrache au niveau de sa sortie du trou stylo-mastoïdien,
on remarque bientôt une élévation de température à la suite d'une dilatation des vaisseaux sanguins de l'oreille (1). M. Claude Bernard a émis, à ce
sujet, l'opinion que des filaments du grand sympathique sont alors arrachés
en même temps que le nerf facial. M. Schiff fait remarquer que, dix jours
après l'extirpation du ganglion cervical supérieur, sur un lapin, il a vu
l'arrachement du nerf facial produire son effet ordinaire sur la température, ce qui lui semble prouver que le nerf facial n'emprunte pas ses éléments vaso-moteurs du grand sympathique. Au lieu de dire grand sympathique, M. Schiff aurait dû dire ganglion cervical supérieur, et alors sa conclusion aurait été inattaquable.

« M. Schiff affirme que la section du nerf sciatique amène toujours, dans
le membre inférieur, une dilatation des vaisseaux sanguins et une élévation
de température. Il a opéré sur des chiens, des lapins, des cochons d'Inde, etc.,
et chez tous il a obtenu le même résultat. Entre les doigts on trouve
une température plus élevée que celle des doigts du membre sain de 2, 3 et
même 5° centigrades. Ces différences durent plusieurs mois.

« Au bout d'un certain temps, la cuisse du côté paralysé perd de 3/4 à
1° 1/4 centigrade, mais cela dépend sans doute de l'absence du mouvement.

« L'auteur essaye d'établir les propositions suivantes : 1° Les éléments
nerveux vaso-moteurs (ceux dont la paralysie amène la paralysie des vaisseaux sanguins, et comme conséquence l'élévation de température) qui se

_____

(1) J'ai signalé aussi, à cet égard, un fait digne d'attention, c'est que la pupille se
contracte alors un peu.

n'est pas là le trait principal de leur histoire physiologique ;
elles peuvent aussi produire, par action réflexe, la contraction des vaisseaux sanguins.

Le premier fait, dans la science, établissant d'une façon

trouvent dans le nerf sciatique ne viennent qu'en partie des racines spinales,
qui donnent des fibres motrices et sensitives à ce nerf; 2° les éléments nerveux vaso-moteurs ne viennent pas des ganglions spinaux ; 3° les éléments
nerveux vaso-moteurs qui se trouvent dans le sciatique viennent tous de la
moelle épinière, et en partie des racines spinales qui sont au-dessus de celles
qui fournissent les fibres motrices et sensitives au sciatique.

« Avant la publication du livre de M. Schiff, j'avais communiqué à la Société de biologie un fait qui mérite d'être rapproché de cette dernière proposition. J'avais trouvé que la section des racines des dernières paires spinales dorsales cause la dilatation des vaisseaux sanguins de l'extrémité des
membres postérieurs et une élévation de température. (*Mémoires de la Soc.
de biol.* pour 1855, p. 357, et *Gaz. méd.*, 1856, p. 344.)

« Les expériences de M. Schiff sur les nerfs des membres antérieurs lui
ont donné à peu près les mêmes résultats que ceux relatifs aux nerfs des
membres postérieurs.

« M. Schiff a essayé d'expliquer pourquoi, chez l'homme, la peau des
membres paralysés est si souvent plus froide que celle des parties saines.
Son explication est insuffisante, car elle n'est pas applicable aux doigts et
aux orteils.

« Parlant des recherches qui ont été faites par Earle sur la température des
parties paralysées, M. Schiff dit que la galvanisation qui, d'après le médecin
anglais, élève la température, ne le fait que par suite des contractions des
muscles. C'est là une erreur : nous avons montré depuis longtemps que la
galvanisation des parties saines comme des parties paralysées élève la température, non-seulement par la raison indiquée par M. Schiff, mais encore
par une autre cause. La galvanisation fait d'abord contracter les vaisseaux
sanguins, et, comme conséquence, il y a à la peau une diminution de chaleur; mais, après quelque temps, les vaisseaux se relâchent, quand même on
continue de les galvaniser, et alors le sang y afflue et la température s'élève.
Le même phénomène a lieu évidemment dans toute l'épaisseur des parties
par lesquelles passe le courant galvanique.

« Les recherches de M. Schiff sur l'influence des centres nerveux sur la
chaleur animale sont la partie la plus intéressante de son livre. J'ai trouvé
depuis longtemps qu'une section d'une moitié latérale de la moelle épinière à
la région dorsale, est suivie d'une élévation de température du membre postérieur du côté correspondant et d'une diminution dans le membre du côté
opposé. (Voyez l'article *On the increase of animal heat, after injuries of the
nervous system* dans mon livre *Exper. Res. applied to Physiol.*, etc. 1853,
p. 73-77.) M. Schiff dit avoir constaté que la température ne s'élève dans le

positive la possibilité d'un semblable phénomène, fut observé par mon ami le docteur Tholozan et moi, en 1851. Nous trouvâmes que les vaisseaux sanguins d'une main se contractent fortement quand l'autre main est plongée dans de l'eau, à

membre paralysé du mouvement, que dans la jambe, le pied et les doigts, et non à la cuisse. Suivant lui, l'élévation de température peut aller jusqu'à 12° centigrades chez le chien. Il nie qu'il y ait toujours une diminution de température dans l'autre membre, et il attribue l'abaissement, quand il existe, à ce qu'il y a des tremblements ou de la roideur convulsive des muscles de ce membre, en même temps que les vaisseaux sanguins y sont contractés, par suite, dit-il, de l'irritation de la moitié latérale de moelle non coupée. Je puis affirmer que M. Schiff se trompe : en premier lieu, les tremblements, la roideur convulsive dont il parle n'existent pas chez les cochons d'Inde, chez lesquels on constate aisément que le membre du côté où la moelle épinière n'a pas été coupée est plus froid qu'à l'état normal; en second lieu, lorsqu'il y a eu chez les chiens des spasmes ou des convulsions cloniques dans ce membre, je n'ai pas vu qu'il y eût plus de refroidissement que dans les cas où ces contractions musculaires n'ont pas existé. Il y a des moments où chez certains individus ce refroidissement est peu marqué, mais il est facile de s'assurer en multipliant les observations que, dans d'autres moments, il existe d'une manière incontestable.

« M. Schiff montre que plus la section de la moelle épinière est faite près de l'encéphale, plus la température s'élève dans le membre postérieur du côté correspondant, ce qui dépend, ainsi qu'il le dit, de ce que les nerfs vasomoteurs de ce membre ne viennent pas seulement de la région lombaire de la moelle épinière.

« M. Schiff n'admet pas comme M. Budge que les éléments vaso-moteurs du nerf grand sympathique cervical viennent d'une petite portion de la moelle épinière au niveau des dernières vertèbres cervicales et des premières dorsales. Il est très-certain qu'une section d'une moitié latérale de la moelle épinière auprès de la moelle allongée, est suivie d'effets très-considérables sur les vaisseaux sanguins et la température de la tête; mais il n'en est pas moins certain, comme nous le ferons voir bientôt, qu'un certain nombre des éléments vaso-moteurs prennent leur origine dans la moelle épinière elle-même. M. Schiff, au contraire, admet qu'ils proviennent tous de la moelle allongée. Il essaye d'établir qu'une partie de ces éléments s'entre-croisent dans la moelle épinière, de telle sorte qu'une lésion sur une moitié latérale de la moelle épinière amènerait une élévation de température dans quelques parties des deux moitiés du corps.

« Nous ferons voir bientôt par des faits pathologiques et par des faits expérimentaux :

« 1° Que s'il y a des éléments vaso-moteurs qui s'entre-croisent dans la moelle épinière, leur nombre est excessivement petit;

une très-basse température (de zéro à 1 degré au-dessus de zéro). La contraction des vaisseaux sanguins de la main non plongée dans l'eau commençait d'autant plus promptement, et était d'autant plus forte que la douleur que nous éprouvions par le contact de l'eau froide, était elle-même plus sensible (1). Depuis que nous avons publié ces faits, plusieurs physiologistes ont trouvé que les vaisseaux sanguins de l'oreille, qui reçoivent leurs fibres nerveuses motrices du sympathique cervical, se contractent quand les branches cutanées de quelques-uns des nerfs spinaux sont excitées.

Des expériences variées et décisives ont prouvé que cette contraction a lieu par une action réflexe.

Quand je traiterai de l'épilepsie, je montrerai qu'un des caractères principaux d'une attaque de cette affection dépend d'une contraction réflexe des vaisseaux sanguins des lobes cérébraux, par l'entremise du grand sympathique cervical.

Les vaisseaux sanguins, de même que les muscles de la vie animale, peuvent avoir des spasmes, aussi bien qu'ils peuvent être paralysés. Dans certaines lésions des centres nerveux, des spasmes se produisent dans les vaisseaux sanguins de plusieurs parties d'une moitié du corps, en même temps qu'il y a paralysie et dilatation de ceux-ci dans l'autre moitié. La section d'une moitié latérale de la moelle épinière,

---

« 2° Que les faits observés par M. Schiff, à ce sujet, peuvent recevoir une interprétation plus simple ;

« 3° Que nombre d'éléments vaso-moteurs s'arrêtent dans la moelle épinière ;

« 4° Qu'un assez grand nombre d'éléments vaso-moteurs, venus de divers points du corps, montent jusqu'à la protubérance, et quelques-uns jusqu'au cervelet et à d'autres parties de l'encéphale ;

« 5° Que, conséquemment, la moelle allongée n'est pas la source unique des éléments vaso-moteurs. »

(1) Voir mon ouvrage : *Experimental Researches on Physiol. and Pathology*, 1853, p. 32, et le *Journal de la Physiologie de l'homme*, etc., juillet 1858, p. 497.

près de la moelle allongée, produit ce curieux effet que dans le côté de la lésion, les vaisseaux sanguins des extrémités sont paralysés, tandis que dans le côté opposé ils sont contractés d'une façon spasmodique. Très-souvent le spasme persiste pendant plusieurs jours et, après un relâchement temporaire, il peut reparaître et enfin disparaître de nouveau.

Le spasme des vaisseaux sanguins peut être assez considérable pour que la circulation soit presque entièrement suspendue ; la température des membres, particulièrement celle des orteils, s'abaisse alors plus vite qu'après la mort, et elle arrive promptement presque au même degré que celle de l'atmosphère. Dans une expérience sur un chien, nous avons vu la température des orteils du côté gauche tomber, après la section de la moitié droite de la moelle, à la région cervicale, de 26 degrés centigrades à 15 $\frac{1}{2}$, la température de l'atmosphère étant de 15 degrés. Dans les orteils du côté droit, la température avait extrêmement augmenté et s'était élevée jusqu'à 36 degrés centigrades.

Si le temps me le permet, j'essaierai de démontrer, dans une autre leçon, que le spasme des vaisseaux sanguins est la cause du froid aux pieds et aux mains chez les épileptiques et chez certains paralytiques ; je tâcherai de prouver en même temps qu'il est le résultat d'une irritation de l'axe cérébro-spinal et, principalement, des parties supérieures de la moelle épinière et de la moelle allongée. Je tenterai aussi de faire connaître le rôle que joue ce spasme dans la période algide de la fièvre intermittente et du choléra, ou après l'introduction d'un cathéter dans l'urèthre, etc.

Dans le membre postérieur d'un chien, chez lequel les vaisseaux sanguins sont dans l'état de spasme, la circulation est tellement entravée, que la section de la peau donne à peine une goutte de sang. Comme cet état existe après la

section d'une moitié latérale de la moelle épinière, près de
l'encéphale et que, dans ce cas, les vaisseaux sanguins du
membre postérieur du côté lésé sont paralysés et par suite
dilatés, on pourrait supposer que la diminution de la quantité de sang dans le premier membre dépend de l'augmentation de quantité de ce fluide dans l'autre membre.

Imaginons, par exemple, que la moitié latérale droite de
la moelle épinière ait été coupée transversalement : les vaisseaux sanguins du membre postérieur droit et de quelques
autres parties du même côté sont paralysés et n'opposent,
conséquemment, aucune résistance à la circulation du sang,
tandis que ceux du membre postérieur gauche font obstacle
au passage de ce fluide. Supposons aussi que la quantité de
sang passant dans l'aorte, à l'endroit où elle se bifurque
pour former les artères iliaques primitives, soit, dans un
temps donné, de vingt onces, dix pour chacun des membres
postérieurs, et, qu'après l'opération (l'aorte continuant à donner la même quantité de sang), il passe seize onces, au
lieu de dix, dans l'iliaque primitive droite, par suite de
l'état de paralysie de ses branches et de leurs ramifications ;
le résultat de ce changement devra être que quatre onces
seulement passeront dans l'iliaque gauche. S'il en était ainsi,
la diminution de circulation dans le membre gauche pourrait être expliquée, sans admettre l'existence d'un spasme
des vaisseaux sanguins. Mais ce n'est pas sur ce fait d'une
diminution marquée de la circulation que je base l'opinion
de l'existence d'un spasme ; c'est sur le résultat d'expériences
directes que je n'ai pas le temps de vous décrire en détail,
mais dont quelques-unes montrent : 1° que si une ligature
est appliquée sur l'artère iliaque droite d'un chien chez lequel
on a divisé la moitié latérale droite de la moelle épinière, la
température ne s'élève que lentement et fort peu à l'extrémité

du membre gauche, quoique la presque totalité du sang venant de l'aorte passe dans l'iliaque gauche, ce qui prouve d'une manière évidente que les petites artères, au moins près des orteils, ne permettent pas au sang de passer librement ; 2° qu'il faut plus de force pour faire une injection de sang par cette artère fémorale gauche, après la section de la moitié droite de la moelle, qu'il n'en faut pour pousser du sang dans l'une des artères fémorales chez des chiens n'ayant eu aucune lésion de la moelle. Dans ces cas de gangrène, où l'autopsie cadavérique n'a révélé aucune obstruction dans les parties frappées de mort, il est extrêmement probable qu'il a existé un spasme longuement persistant des vaisseaux sanguins, plutôt qu'une simple cessation d'attraction du sang, ainsi que le suppose le docteur Houston (1).

Maintenant, pour résumer l'exposé que je viens de faire des phénomènes qui dépendent du nerf grand sympathique, je dirai :

1° Qu'il est essentiellement (quoique non exclusivement) un nerf moteur de vaisseaux sanguins ;

2° Qu'il a son origine principalement dans l'axe cérébro-spinal ;

3° Que sa paralysie est caractérisée par une dilatation des vaisseaux sanguins et un afflux de sang, avec les conséquences de cet afflux ;

4° Que son excitation, directe ou réflexe, est caractérisée par une contraction des vaisseaux sanguins et les résultats de cette contraction.

Je passe maintenant à la question de savoir si nous pouvons expliquer tous les phénomènes normaux et morbides, dans lesquels se montre l'influence directe ou réflexe du sys-

(1) Voir ses intéressantes remarques sur un cas de fièvre suivie de gangrène, dans le *Dublin medical Journal*, 1837, p. 217-219.

tème nerveux sur la sécrétion et la nutrition, par les notions (résumées ci-dessus), relatives aux effets de la paralysie ou de l'excitation du nerf grand sympathique sur les vaisseaux sanguins.

Pendant plusieurs années, j'ai eu quelque inclination à admettre la possibilité d'une explication de ces phénomènes uniquement fondée sur ces notions ; mais je dois dire que les faits découverts par Ludwig, par Czermak et, particulièrement, par le professeur Bernard, paraissent avoir résolu la question d'une tout autre manière et que, maintenant, il semble certain qu'il existe dans les phénomènes normaux ou morbides de nutrition et de sécrétion, une influence spéciale du système nerveux bien différente de celle que ce système possède sur les fibres musculaires des vaisseaux sanguins. Je dois ajouter aussi que les opinions soutenues, à cet égard, par les plus éminents physiologistes anglais de notre temps (J. Paget, le docteur Carpenter, le docteur Todd et d'autres), ont reçu, par la découverte des faits auxquels je fais allusion, une sanction dont, je l'avoue, elles avaient grand besoin. Le plus important de ces faits est le suivant : au lieu de se contracter, les vaisseaux sanguins des glandes salivaires se dilatent quand certains nerfs sont excités (1). Je pense que cette dilatation de vaisseaux sanguins doit être attribuée à une plus grande attraction de sang artériel par le tissu de la glande ; et, selon moi, cette puissance attractive est augmentée par la production des échanges chimiques entre le tissu sécréteur et le sang ; ces échanges sont d'ailleurs rendus manifestes par la sécrétion de salive qui a lieu alors.

(1) Ceci a été trouvé par le professeur Cl. Bernard. Voir le *Journal de la physiologie de l'homme*, etc., avril 1858, p. 240, et plus particulièrement, octobre 1858, p. 646-665.

Les recherches de Czermak et du professeur Bernard tendent à prouver que l'augmentation de la sécrétion salivaire ne dépend pas du nerf sympathique, mais bien du lingual. Nous avons maintenant, dans cette découverte, l'explication de l'apparente contradiction que voici : comment se peut-il qu'il y ait augmentation de sécrétion dans les glandes de l'œil, de l'oreille, etc., après la section du nerf sympathique, qui paralyse et permet ainsi la dilatation des vaisseaux sanguins de ces parties, tandis qu'une augmentation de sécrétion de la glande salivaire et d'autres glandes, peut aussi avoir lieu quand certains nerfs sont excités? Comment peut-il se faire que, dans un cas, la sécrétion soit augmentée quand les vaisseaux sanguins sont dilatés et que, dans d'autres cas, elle soit augmentée alors que les vaisseaux, selon ce que nous pensions, devaient être contractés ?

Cette contradiction disparaît maintenant que M. Cl. Bernard a fait voir que les vaisseaux sanguins, au lieu d'être contractés, sont dilatés dans ces derniers cas. De plus, les expériences de Czermak et de Bernard montrent que la sécrétion salivaire est arrêtée quand le nerf sympathique est excité, et nous savons aussi que ce nerf, quand il est excité, a la même influence d'arrêt sur la glande lacrymale et sur les glandes muqueuses de l'œil et de l'oreille, etc.

De cette discussion, nous concluons qu'il y a, au moins, deux sortes d'influences immédiates du système nerveux, soit par action directe, soit par action réflexe, sur la nutrition et la sécrétion normales ou pathologiques.

Par l'une de ces influences que nous observons très-nettement quand le nerf sympathique cervical est excité, les vaisseaux sanguins se contractent, et il y a une diminution de sécrétion et de nutrition ; par l'autre, dont la découverte est due principalement au professeur Bernard, nous voyons les

vaisseaux sanguins se dilater par l'effet d'une plus grande
attraction, pour le sang artériel, développée dans les tissus (1).

Quel est le plus fréquent de ces deux modes d'action, et
quel est le plus puissant pour la production des phénomènes
normaux et pathologiques de la nutrition et de la sécrétion?
Ce sont là des questions très-difficiles à résoudre : toutefois,
si le temps ne me manque pas, je mentionnerai, dans une
prochaine leçon, des faits capables de jeter sur elles quelque
lumière.

(1) Récemment le professeur Bernard a considéré cette dilatation comme
un phénomène actif. Ainsi, il a imaginé que les capillaires ont deux propriétés : l'une de contraction et l'autre de dilatation, et que la première de ces
propriétés est mise en jeu par une série de nerfs, et la seconde par une autre
série. Sans aucun doute il abandonnera bientôt cette opinion tout hypothé-
tique et qui ne nous parait pas soutenable. Voir le *Journal de physiologie*,
vol. 1, 1858, p. 646-665.

DEUXIÈME LEÇON

DE L'INFLUENCE DU SYSTÈME NERVEUX SUR LA NUTRITION ET
LA SÉCRÉTION. — UTILITÉ DE LA CONNAISSANCE DE CETTE
INFLUENCE POUR EXPLIQUER LA PRODUCTION D'UN GRAND
NOMBRE DE MALADIES ET DÉTERMINER LEUR TRAITEMENT.

*Distinction entre les effets qui résultent de l'excitation du
système nerveux et ceux qui sont dus à l'absence d'action
de ce système. — Trois espèces d'actions réflexes : contraction, sécrétion et modification de nutrition. — Sécrétions réflexes normales et morbides. — Changements
réflexes morbides et normaux dans la nutrition. — Influence réflexe des lésions du nerf trijumeau sur l'œil. —
Influence réflexe d'un œil sur la nutrition de l'autre. —
Arrêt subit des mouvements du cœur par une action réflexe. — Cause de la mort arrivant promptement après
des lésions du nerf sympathique abdominal. — Arrêt du
cœur par l'application du froid à la peau, par l'influence
des boissons froides et dans quelques cas de mort par le
chloroforme. — Influence réflexe des brûlures sur les
principaux viscères. — Inflammation des yeux, des testicules, des centres nerveux, etc., par une action réflexe.
— Atrophie musculaire due à une irritation des nerfs
sensitifs. — Paralysie et anesthésie dues à une action réflexe. — Troubles des fonctions du cerveau et des sens
produits par une irritation des nerfs centripètes. —
Autres exemples de changements réflexes de nutrition.
— Mode de production des actions réflexes de sécrétion et de nutrition. — Importance de la connais-*

*sance des phénomènes réflexes de sécrétion et de nutrition
au point de vue du traitement de certaines maladies. —
Influence de l'irritation des centres nerveux et des nerfs
centrifuges sur les sécrétions et la nutrition. — Influence
de l'absence d'action nerveuse sur la nutrition, la réparation et la sécrétion.*

MESSIEURS,

Pour bien comprendre le mode d'influence du système
nerveux, dans l'état de santé comme dans l'état morbide, sur
la nutrition, les sécrétions et la chaleur animale, il est nécessaire de distinguer nettement les effets qui sont dus à cette
influence de ceux qui dépendent son absence. Bien que ces
deux sortes d'effets soient très-différents l'un de l'autre,
ils ont été très-souvent confondus. Il me serait facile de
montrer que la plupart des meilleurs auteurs de traités de
physiologie ou de pathologie, en essayant de prouver que
l'influence du système nerveux est nécessaire à la nutrition
et aux sécrétions, rapportent des faits appartenant à ces deux
ordres (si distincts pourtant) de phénomènes, les uns résultant de l'*excitation* du système nerveux, les autres de l'état
inverse, c'est-à-dire l'*absence d'action* de ce système.

La nécessité de l'influence du système nerveux sur les
fonctions organiques n'est pas suffisamment démontrée par
des faits indiquant seulement que ce système peut agir sur
ces fonctions. Il est hors de doute que, soit directement, soit
par action réflexe, les centres nerveux et la plus grande partie des nerfs peuvent produire les effets les plus variés et les
plus considérables sur la nutrition et sur les sécrétions; mais
cette puissance d'action ne démontre pas et ne peut pas démontrer que ces fonctions organiques exigent, pour leur
existence normale, une influence particulière des organes

nerveux. Les seuls faits qui puissent prouver positivement
qu'une influence nerveuse est indispensable aux fonctions
organiques, doivent être cherchés parmi les phénomènes qui
résultent de l'absence de toute influence du système nerveux.
Nous examinerons, tout à l'heure, cette dernière sorte
d'effets. Étudions, d'abord, les effets de l'excitation du système nerveux sur ces fonctions.

L'influence du système nerveux sur les fonctions organiques comme sur les tissus contractiles peut avoir lieu par
suite d'irritation soit des fibres centrifuges, soit des centres
nerveux, soit, enfin, des fibres nerveuses centripètes ou sensitives. Nous nous occuperons d'abord de l'étude des phénomènes produits par l'irritation de ces dernières fibres.

Tout le monde sait qu'une irritation de ce genre peut
donner naissance à trois sortes de phénomènes réflexes; ce
sont les suivants : 1° une contraction des muscles ou de toute
espèce d'élément contractile ; 2° des sécrétions ; 3° un changement de nutrition dans une partie quelconque du corps (1).

---

(1) Peu de temps avant sa mort, le docteur Marshall-Hall annonça (1)
comme une nouvelle découverte l'existence *supposée* d'un système de nerfs
sécréteurs et *excito-sécréteurs*. Le docteur H. F. Campbell, de Georgia
(États-Unis d'Amérique), ayant réclamé la priorité de cette découverte, le
docteur Hall reconnut qu'elle devait lui être attribuée pour la plus grande
partie (2). Je me bornerai à faire remarquer qu'en effet le docteur Campbell
a, le premier, introduit dans la science cette hypothèse de l'existence de nerfs
sécréteurs et excito-sécréteurs, mais je dois ajouter que ni lui ni le docteur
Marshall-Hall n'ont produit un *seul* fait propre à démontrer l'existence de ce
prétendu *système de nerfs* distincts ou indépendants. Ces deux physiologistes
semblent avoir ignoré que les sécrétions réflexes et les changements réflexes
dans la nutrition étaient parfaitement connus, et que la question n'était
pas de prouver l'existence de ces phénomènes réflexes, mais bien de savoir s'ils pouvaient être expliqués par une influence réflexe des vaisseaux
sanguins, ou de toute autre façon. Ceux qui désireront connaître quel était
l'état de la science, à cet égard, avant la première publication du professeur

(1) *The Lancet*, 1857, vol. I, pp. 4 et 108.
(2) *The Lancet*, 1857, vol. I, pp. 462, 464.

Les premières expériences décisives établissant que les sécrétions peuvent avoir lieu par une action réflexe ont été faites par Ludwig (1), Colin (2), Czermak et le professeur Bernard, pour la sécrétion salivaire, et par ce dernier pour la formation du sucre dans le foie.

Les lois des sécrétions réflexes semblent être les mêmes que celles des mouvements réflexes : 1° La ramification périphérique des nerfs centripètes a, pour la production des sécrétions réflexes, une puissance plus grande que les troncs de ces nerfs ; 2° certains nerfs centripètes possèdent, à l'état normal, la faculté de produire des sécrétions par action réflexe, tandis que d'autres n'ont pas cette puissance ; mais un état morbide d'un nerf ou des centres nerveux peut rendre presque tous les nerfs centripètes capables de produire une sécrétion quelconque ; 3° certaines sortes d'irritation produisent des sécrétions réflexes que d'autres sortes d'excitation ne peuvent pas produire, si ce n'est dans l'état morbide.

Ces lois sont fondées sur un grand nombre de faits ; j'en

Campbell, trouveront qu'il était plus avancé, non-seulement que dans ce travail de l'habile physiologiste américain, mais même que dans son dernier ouvrage, en parcourant le *Manuel de physiologie* de Müller (2e édition allemande, 1837), le *Traité ae l'irritation spinale* de Stilling (1840, *Physiol., pathol. u. med.-pract. Untersuch. ueber die spinal Irritation*), et plusieurs ouvrages de Henle, publiés en 1840 et 1841. Depuis ce temps, il n'a pas été publié un traité de physiologie ou de pathologie générale, un mémoire ou un livre sur l'inflammation qui ne parle des phénomènes réflexes de sécrétion ou de nutrition comme d'une chose notoire. Néanmoins, je dois déclarer (et je suis heureux que l'occasion se présente d'exprimer cette opinion) que le docteur Marshall-Hall, en s'occupant d'une question déjà connue, l'a marquée, comme à l'ordinaire, au cachet de son génie inventif et que, dans son premier travail sur les sécrétions réflexes, il a proposé une explication remarquable des modifications dans la sécrétion de mucus dans les poumons après la section du nerf vague.

(1) *Zeitschrift für rationnelle Medicin*, 1851, N. F. vol. I, p. 260.
(2) *Comptes rendus de l'Académie des sciences*, 1852, vol. XXXV, p. 130.

citerai quelques-uns comme exemples intéressants de sécrétion réflexe.

Le *consensus* qui existe entre les divers organes de la digestion, met en évidence, de la façon la plus positive, l'existence de sécrétions réflexes. Nous voyons, par exemple, que la salive est sécrétée quand la membrane muqueuse de l'estomac se trouve excitée par les aliments. Le docteur Gairdner (1) parle d'un homme dont l'œsophage était divisé, et chez lequel, néanmoins, on pouvait constater une sécrétion de six à huit onces de salive, pendant qu'une portion de bouillon était injectée dans l'estomac par la plaie œsophagienne. L'inverse peut avoir lieu également : l'excitation des nerfs du goût produit une abondante sécrétion réflexe de suc gastrique, et un afflux de bile et de suc pancréatique dans les intestins. D'un autre côté, j'ai vu plusieurs fois des injections d'eau chaude dans le rectum d'un chien ayant une fistule gastrique, produire une sécrétion de suc gastrique. La connaissance de ces faits a quelque importance : ainsi, par exemple, nous savons, qu'il nous est possible, lorsque cela est nécessaire, d'augmenter ou de diminuer la quantité de suc gastrique, en recommandant une nourriture très-sapide ou presque insipide.

Les influences morbides qui, en agissant sur les organes de la digestion, produisent des sécrétions, sont bien connues de tous. Je ferai seulement remarquer, que les curieux effets de la ligature de l'œsophage (congestions et sécrétions dans l'estomac et dans les intestins, efforts de vomissements, etc.), effets qui ont été observés par MM. Bouley et Reynal (2), sont

(1) *Edinburgh med. and surg. Journal*, vol. XVI, p. 355.
(2) Voir le rapport du professeur Trousseau à l'Académie de médecine de Paris, et mes remarques sur ce rapport dans mon *Journal de physiologie*, octobre 1858.

des phénomènes très-facilement explicables, si nous les considérons comme des actions réflexes résultant de l'excitation
des fibres nerveuses centripètes de cet organe.

Il est important de savoir que, par une action réflexe due
à une irritation des nerfs de l'anus et du rectum, le suc gastrique peut être altéré au point de rendre la digestion presque
impossible. Feu le docteur Chapman (1), de Philadelphie, a
rapporté deux cas de dyspepsie (dans l'un desquels le suc
gastrique était extrêmement corrosif), dont la guérison a été
obtenue presque immédiatement après l'extirpation d'hémorrhoïdes douloureuses. Je connais un cas dans lequel le vomis-
sement d'une très-grande quantité de suc gastrique excessivement acide, eut lieu sous l'influence irritante de vers dans
le rectum. R. Whytt (2) dit que la douleur des hémorrhoïdes
est quelquefois accompagnée de nausées et de défaillance.

Le ptyalisme dû à une névralgie est un exemple frappant
de sécrétion réflexe morbide. Le docteur Notta (3) établit que
le ptyalisme a été observé 14 fois sur 128 cas de névralgie
trifaciale.

Le docteur Cain (4), de Charleston, dans un mémoire
très-intéressant, où il donne un grand nombre d'exemples
de troubles réflexes de sécrétion et de nutrition, cite des cas
qui semblent démontrer que le croup peut être produit par
une irritation réflexe partant de l'estomac. Des faits de cette
nature étaient déjà connus; mais ici la théorie du *modus
agendi* de l'irritation gastrique sur le larynx est clairement

(1) *Lectures on the more important diseases of the thoracic and abdominal
viscera*, 1844, pp. 216-7.
(2) *Observations on the nature, causes and cure of nervous disorders*, 1765;
p. 26.
(3) *Archives gén. de médecine*, sept. 1854, p. 298.
(4) *The southern Journal of medicin*, etc., Charleston, 1847, p. 377.

exposée ; elle repose sur un grand nombre d'observations et sur de sages déductions.

La production des larmes offre aussi des exemples bien marqués de sécrétion réflexe. Nous voyons qu'une irritation quelconque de l'œil ou de la membrane muqueuse du nez augmente cette production.

Deux cas mentionnés par Henle (1) comme ayant été observés l'un par Sir Charles Bell, et l'autre par Vogt, prouvent que c'est par une excitation nerveuse qu'a lieu l'écoulement des larmes quand nous touchons l'œil. Chez deux malades, l'œil ayant perdu sa sensibilité, on excitait cet organe sans amener d'écoulement lacrymal. Castorani a confirmé récemment, par des faits décisifs, cette opinion, que ce n'est pas à cause d'une irritation du nerf optique que la sécrétion des larmes est augmentée, dans les cas de photophobie, quand l'œil est exposé à l'excitation de la lumière, mais par suite de l'excitabilité exaltée du nerf trijumeau. Un fait curieux observé par Deslandes (2) est en harmonie avec cette manière de voir : un homme, complétement aveugle, avait une sécrétion abondante de larmes chaque fois qu'il passait de l'obscurité à la lumière.

L'écoulement des larmes dû à l'influence d'une excitation de parties autres que l'œil et le nez est moins abondant que lorsqu'on excite ces organes, et il est d'autant moindre que le siége de l'excitation est plus éloigné de l'œil. J'ai expérimenté sur moi-même, et j'ai trouvé que le pincement de la nuque ou des parties postérieures de la tête produit à peine du larmoiement, tandis que celui de la face en produit de plus en plus au fur et à mesure que l'irritation est faite plus près de l'œil. Cette augmentation de sécrétion n'a lieu que du côté

(1) *Anatomie générale*, traduct. française, 1843, vol. II, p. 255.
(2) *Dictionnaire de médecine et de chirurgie pratiques*, 1834, vol. XI, p. 179.

excité, sauf le cas où le pincement est effectué près de la ligne médiane.

Notta (1) mentionne que le larmoiement a été signalé comme effet d'une névralgie de la cinquième paire, 61 fois sur 128 cas. C'est principalement dans le cas de névralgie de la branche sus-orbitaire que cette sécrétion réflexe se produit. Les faits si connus, que l'excitation de la cornée par un corps étranger est une cause constante de larmoiement, et que l'extirpation de cet agent d'excitation fait cesser promptement cette abondance anormale de sécrétion lacrymale, montrent bien que c'est par action réflexe que celle-ci se produit.

Si le temps me le permettait, je démontrerais que les sécrétions, se produisant dans les conditions que je vais signaler, sont dues aussi à une action réflexe.

1° Sécrétion du lait par une excitation de l'utérus, de la peau du mamelon ou de la membrane muqueuse du vagin ; et, comme exemple de sécrétion laiteuse par l'irritation du vagin, je mentionnerais particulièrement l'influence de fumigations de *jatropha curcas*, comme on le fait aux îles du Cap-Vert.

2° Menstruation, survenant après l'irritation des ovaires, du vagin ou de la mamelle par des fomentations chaudes.

3° Sécrétion du mucus nasal, augmentée par l'application d'eau froide aux pieds ; s'arrêtant, au contraire, parfois, tout à coup, lorsqu'on plonge les pieds dans de l'eau glacée (2) ; ou s'augmentant encore sous l'influence d'un courant d'air froid sur le cou.

4° Sécrétion spermatique, augmentée par une excitation des organes génitaux.

(1) *Archives générales de médecine*, etc., juillet 1854, p. 4.
(2) Hip. Cloquet, *Thèse sur les odeurs*, p. 162.

5° Transpiration due à une névralgie, comme dans un cas mentionné par le docteur Galliet, ou due à l'excitation des nerfs du goût, par le sel, le sucre, etc.; ainsi que je l'ai signalé, en 1849, à la Société de biologie, dans une communication sur les sécrétions réflexes (1).

Avant de passer à l'exposé des phénomènes réflexes de nutrition, qui sont beaucoup plus fréquents et dont l'étude est plus importante encore que celle des actions réflexes sécrétoires, je crois devoir faire remarquer que l'on connaît depuis longtemps le caractère réflexe de phénomènes plus ou moins semblables à ceux dont je me propose de parler, la théorie moderne n'étant pas, à cet égard, en grande avance sur celle déjà proposée par Robert Whytt (2) dans le siècle dernier. Dans un de ses importants ouvrages, il a, en effet, démontré que les sympathies normales et morbides, dans les mouvements, la nutrition ou les sécrétions, sont des phénomènes réflexes. Il a fait encore plus : il a montré, que le rôle des vaisseaux sanguins est très-grand dans la plupart de ces phénomènes.

Bien que Robert Whytt et plusieurs autres savants, parmi lesquels je citerai Tissot, Prochaska, Barthez, J. Müller, Henle et le professeur Martyn Paine, aient publié un grand nombre de faits intéressants relatifs à la sympathie qui existe entre les diverses parties du corps, les physiologistes et les praticiens n'ont pas accordé une attention suffisante à cet important sujet. Je regrette de ne pouvoir entrer dans de grands développements sur les points principaux de cette question, mais je tenterai, au moins, d'en faire sentir toute l'importance.

(1) *Comptes rendus de la Société de biologie*, vol. 1, 1849, p. 104.
(2) *Observations on the Nature, Causes, and Cure of nervous disorders*, 1765, pp. 1-65.

On doit ranger les changements réflexes de nutrition parmi
les causes les plus fréquentes d'un grand nombre de maladies. Une irritation part d'une partie excitable d'un nerf ;
elle atteint les centres nerveux et elle est, de là, réfléchie
vers une partie du corps plus ou moins éloignée. Dans cette
partie elle produit ou bien une contraction de vaisseaux sanguins et, par suite, une diminution de nutrition ; ou bien une
action directe sur les tissus y altérant l'échange incessant qui
se fait entre le sang et ces tissus. L'œil est, parmi tous les
organes du corps, celui qui fournit les exemples les plus
évidents et les plus fréquents de cette sorte d'altération.
Nous citerons les faits suivants comme les plus propres à
mettre en relief les résultats de cette espèce d'action réflexe.

1° Quand le nerf sus-orbitaire a été contusionné ou blessé
de telle façon qu'il reste irrité, il survient une inflammation
ou quelque autre affection dans l'œil correspondant ; et ces
troubles disparaissent par les moyens propres à diminuer
l'irritation du nerf lésé, ou par la section de celui-ci entre
le centre nerveux et la partie irritée, de manière à empêcher
la production de toute action réflexe provenant de ce point.

2° Quand un œil est le siége d'une inflammation violente,
et particulièrement lorsque celle-ci est d'origine traumatique, il n'est pas rare que l'autre œil soit atteint à son tour.
Dans ce cas, le meilleur mode de traitement consiste à empêcher, par divers moyens, l'irritation du premier œil affecté d'atteindre le centre nerveux d'où part l'action réflexe
qui produit une altération de nutrition dans le second œil.

Ces deux faits sont maintenant prouvés par un si grand
nombre d'observations, qu'il ne peut y avoir de doutes
à l'égard du mode de production de l'affection consécu-
tive de l'un ou de l'autre œil, dans ces deux cas. Cependant,
des hommes de grande réputation ont mis en doute l'exac-

titude de cette étiologie de certaines affections oculaires. Walther (1), par exemple, nie qu'il y ait un seul fait prouvant que l'amaurose puisse résulter d'une lésion du nerf frontal. J. Müller (2) dit qu'il est beaucoup plus naturel d'attribuer l'amaurose qui vient à la suite d'un coup sur la partie frontale de la tête à la commotion de l'œil et du nerf optique, et Sichel (3) exprime la même opinion. Mais la plupart des ouvrages récents sur les maladies des yeux contiennent un grand nombre de faits et des plus positifs, établissant que plusieurs sortes d'affections oculaires peuvent résulter d'une lésion du nerf frontal ou de quelque autre branche du nerf trijumeau. Je relaterai plus tard quelques faits de ce genre et je renvoie aux publications du docteur Deval (4) pour nombre d'autres faits probants.

Le savant mémoire de Notta (5) sur la névralgie montre que ce mode d'irritation nerveuse cause très-souvent la congestion de l'œil et la photophobie. Sur 128 cas de névralgie du nerf trijumeau, l'œil était congestionné 34 fois, et, dans la plupart de ces cas, le nerf attaqué était le sus-orbitaire. La photophobie existait dans 18 cas, et on a observé, quelquefois, une véritable ophthalmie. M. C. James (6), élève de Magendie, a vu l'amaurose causée par une névralgie. Notta (7) cite dix cas de cette affection dépendant d'une névralgie. La courte durée de cette espèce d'amaurose, sa tendance à reparaître après guérison apparente, et cette circonstance particulière qu'elle est survenue pendant une atta-

---

(1) *Journal für Chirurgie und Augenheilkunde*, 1840, vol. XXIX, p. 505.
(2) *Manuel de physiol.*, traduct. franç., édit. Littré, vol. I, 1851, p. 707.
(3) *Traité de l'ophthalmie*, 1837, p. 697.
(4) Voir particulièrement son *Traité de l'amaurose*. Paris, 1850.
(5) *Archives de médecine*, juillet, sept. et nov. 1854.
(6) *Gazette médicale de Paris*, 1840, p. 678.
(7) *Loc. cit.*, juillet, pp. 12-21.

que de névralgie ou immédiatement après, et qu'elle guérit
vite après la guérison de la névralgie, sont autant de particularités prouvant qu'elle résulte bien réellement d'une excitation du nerf trijumeau.

Des altérations de la cornée ont été observées dans un cas
très-curieux de névralgie de la face, publié par Mazade (1).
Dans un cas d'hypérhémie de l'œil, qui avait résisté pendant
un an à divers traitements, le docteur Emmerich, cité par
Schiff (2), rapporte qu'une guérison immédiate a été obtenue par l'extraction d'une dent. Le professeur Paul F. Eve,
du Tennessee (États-Unis d'Amérique), suggéra au professeur Campbell (3) l'idée d'extirper une dent cariée dans
un cas d'ophthalmie, et, l'opération ayant été pratiquée, le
malade guérit immédiatement.

Dans un cas rapporté par Vallez et cité également par
Schiff (4), il y eut, chez un homme qui avait reçu à la face
une profonde blessure divisant le nerf sus-maxillaire, une
forte hypérémie de l'œil, avec abondante sécrétion muqueuse,
suivie d'une ulcération de la cornée. Le docteur Alcock, dans
son article sur la cinquième paire de nerfs crâniens (5),
rapporte des expériences sur les animaux, dans lesquelles
une lésion du nerf sous-orbitaire a produit l'inflammation
et la suppuration de l'œil. Il est digne de remarque que,
dans ces expériences, l'œil revenait toujours à l'état normal,
quand la blessure guérissait. Morgagni (6) dit que Valsalva
a vu l'amaurose produite instantanément chez une femme
qui avait reçu au sourcil un violent coup de bec d'un coq.

(1) *Annales d'oculistique*, 1848, p. 128.
(2) *Untersuchungen zur Physiol. des Nervensystems*, 1855, p. 115.
(3) *The secretory and excito-secretory System of nerves*, 1857, p. 98.
(4) *Loc cit.*, p. 116.
(5) *The Cyclopædia of Anat. and Phys.*, vol. II, p. 312.
(6) *De sedibus et causis morborum*, epist. XIII, sect. 5, vol. II, p. 14.

Les cas qui démontrent l'influence réflexe d'un œil sur l'autre sont plus nombreux que ceux qui prouvent l'influence des diverses branches du nerf trijumeau d'un côté de la face sur l'œil correspondant. Schenk, Richter, Bidloo et un grand nombre d'auteurs des deux derniers siècles ont cité des faits prouvant qu'un œil peut être affecté par une lésion traumatique ou une maladie de l'autre œil (1).

Dans notre siècle, particulièrement en Angleterre, des faits de cette nature ont été étudiés avec soin, et l'on a appliqué souvent le traitement rationnel qui consiste dans l'extirpation de l'œil primitivement malade, pour sauver l'autre. Le succès d'un semblable traitement démontrerait bien, si c'était encore nécessaire, que c'est par suite d'une irritation partant du premier œil lésé, que le second a été affecté.

La cataracte même peut être produite dans un œil sain, par une influence nerveuse réflexe, venant soit de l'autre œil, soit d'une partie quelconque du nerf trijumeau du même côté. Notta (2) cite deux cas, l'un d'une blessure du nerf frontal et l'autre de névralgie, dans lesquels la cataracte est survenue. Albers rapporte un cas de lésion de la cornée et de l'iris du côté *droit*, suivie, trois jours plus tard, d'une opacité de la cornée de l'œil *gauche* et, huit jours après, d'une cataracte à ce dernier œil (3). Aug. Bérard a vivement insisté (4) sur la nécessité d'opérer un œil attaqué de cataracte pour empêcher l'autre d'être atteint.

Je mentionnerai encore, comme une seconde série d'exem-

(1) Voir la thèse pour le doctorat en médecine soutenue par de Brondeau, le 24 juillet 1858, dans laquelle il ne cite pas moins de vingt-quatre cas observés par lui-même, montrant l'influence qu'un œil peut exercer sur l'autre pour y produire des maladies.

(2) *Loco cit.*, juillet 1858, p. 28.

(3) De Brondeau, *loc. cit.*, p. 16.

(4) *Annales d'oculistique*, vol. II, p. 183.

ples de changements réflexes de nutrition, ce qui a lieu dans les cas d'arrêt soudain des mouvements du cœur, par suite de l'irritation de quelque partie périphérique du système nerveux. Soit que les mouvements du cœur dépendent [comme j'ai tenté de le démontrer il y a longtemps déjà (1)], de l'excitation produite sur les fibres musculaires de cet organe par quelque substance contenue dans le sang qui circule à travers son tissu, soit qu'ils dépendent de quelque changement rhythmique particulier dans la nutrition, comme l'a ingénieusement supposé James Paget (2), leur arrêt, dans les cas que je mentionnerai, n'en est pas moins produit par une action réflexe.

La mort subite, qui survient, quelquefois, après l'ingestion d'eau très-froide par un temps chaud, ou dans les cas de coup sur l'abdomen, ou de perforation soudaine de l'estomac ou de l'intestin, ou d'une blessure de quelque vaisseau abdominal (sans hémorrhagie importante), etc., semble être due à un arrêt réflexe des mouvements du cœur.

J'ai fait un grand nombre d'expériences qui démontrent positivement qu'une excitation soudaine du nerf sympathique abdominal diminue souvent les mouvements du cœur et qu'elle peut même amener la mort, par une action réflexe. L'excitation marche vers la moelle épinière, particulièrement le long du grand nerf splanchnique, monte dans la moelle jusqu'à l'origine du nerf vague, et, de là, gagne le cœur. Cela est prouvé par ce fait qu'une section, soit du nerf vague, soit de la moelle épinière, soit du nerf splanchnique, permet de produire toute espèce d'excitation sur le sympathique abdominal sans qu'il y ait d'influence sur le cœur *.

---

(1) *Exp. Researches applied to Phys. and Path.*, 1853, p. 77 et 114.
(2) *Proceedings of the Royal Society*, may 28, 1857.
* Voici un résumé des recherches de M. Brown-Séquard sur l'arrêt du

Chez quelques animaux, l'influence de l'irritation du sympathique abdominal est beaucoup plus marquée que chez d'autres ; il en est probablement de même chez l'homme. J'ai vu un de mes amis tomber subitement, sans pouls, dans une syncope complète, par suite d'une douleur à l'abdomen.

cœur causé par l'irritation du nerf grand sympathique dans l'abdomen. Nous extrayons ce résumé d'un mémoire publié par M. Brown-Séquard, sur les capsules surrénales, dans les *Archives gén. de médecine*, 5ᵉ série, 1856, vol. VIII, p. 583.

« Tout le monde sait que la mort peut être le résultat presque instantané de lésions subites du nerf grand sympathique abdominal. M. Flourens, dans le remarquable travail qu'il a publié sur ce nerf, dit avec raison « que tout ce que tant d'habiles observateurs ont dit de cette *haute puissance nerveuse*, résidant, selon eux, vers la région diaphragmatique, et tour à tour célébrée par eux sous les noms d'*archée*, de *præses systematis nervosi*, de *centre phrénique*, *épigastrique*, etc., paraît en quelque sorte justifié par la sensibilité du réseau semi-lunaire (1). » En cherchant comment ce petit centre nerveux si sensible peut causer subitement la mort, j'ai trouvé que c'est en arrêtant soudainement les battements du cœur. On sait que les frères Weber ont découvert que l'excitation de la moelle allongée ou des nerfs vagues, par un courant galvanique énergique, arrête subitement le cœur. J'ai constaté et j'ai fait voir à la Société de biologie, en 1850 (2), qu'on peut arrêter subitement le cœur par une simple excitation mécanique de la moelle allongée ; quant au grand sympathique, j'ai trouvé récemment que si on écrase rapidement l'un ou l'autre des ganglions semi-lunaires, mais surtout le droit, celui que M. Flourens a trouvé si sensible, on voit quelquefois le cœur s'arrêter complétement ; sinon, presque toujours le nombre de ses battements diminue d'une manière notable. C'est là très-probablement une action réflexe ayant lieu de la manière suivante : l'excitation part des ganglions semi-lunaires, gagne la moelle épinière, surtout par l'intermédiaire du nerf grand splanchnique, monte à la moelle allongée, d'où elle descend au cœur par les nerfs vagues. Ce qui rend très-probable cette manière de voir, c'est que, après avoir coupé soit les nerfs grands splanchniques, soit les nerfs vagues, je n'ai jamais vu d'arrêt ni de diminution notable des mouvements du cœur quand j'ai écrasé les ganglions semi-lunaires. Il semble facile, d'après cela, de se rendre compte des morts subites, chez l'homme, après des coups sur l'abdomen ou des plaies pénétrantes de cette cavité splanchnique. Je crois devoir réserver pour un mémoire spécial les faits que j'ai réunis à ce sujet et leur appréciation. »

(1) *Recherches sur les propriétés et les fonctions du système nerveux*, p. 229-34, 2ᵉ édition ; 1842.

(2) Voyez les *Comptes rendus de la Société de biologie*, t. II, 1850, p. 26.

Chez le même individu, d'ailleurs, toute espèce de douleur produit aisément la syncope. Un jour, alors que j'essayais de le saigner, avec l'assistance de mon savant ami, le professeur Natalis Guillot, il y eut, au moment même de la piqûre par la lancette, un arrêt complet des mouvements du cœur; et pendant deux minutes nous crûmes que notre malade allait mourir. Je le saisis par les pieds et les jambes que je plaçai sur mes épaules et, me levant rapidement je le tins, quelques instants, la tête pendante à mes pieds. Je parvins ainsi à le faire revenir à lui graduellement.

C'est par l'influence réflexe due à l'irritation *soudaine* des branches du nerf vague dans les poumons que le chloroforme a tué dans les cas très-rares où l'action du cœur a été arrêtée avant la respiration. Chez les chiens, que nous pouvons tuer de cette façon plus facilement que d'autres animaux, j'ai trouvé que ce genre de mort n'existe jamais après la section du nerf vague. D'autre part, j'ai reconnu, chez des animaux de cette espèce, que l'état du cœur est exactement le même que lorsque la mort a été produite par une irritation galvanique de la moelle allongée et du nerf vague ou par l'extirpation de ce qu'on appelle le *nœud vital* (1). En outre, une autre preuve que le chloroforme tue de cette façon, dans les cas en question, est que les chiens, chez lesquels l'action du cœur avait été soudainement arrêtée par une grande quantité de chloroforme, ont pu être rappelés à la vie, en provoquant les contractions du cœur, par une excitation mécanique (excitation par pression sur le thorax).

A propos de l'arrêt des mouvements du cœur par une action réflexe, il importe de faire remarquer que l'un des moyens employés pour rappeler à la vie les enfants asphyxiés et qui consiste à plonger alternativement le corps

(1) Voir *Journal de phys. de l'homme et des animaux*, avril 1858, p. 217.

dans de l'eau chaude et dans de l'eau froide, est un mode de traitement des plus dangereux. C'est là, sans aucun doute, tant que la puissance réflexe existe encore dans l'axe cérébro-spinal, un moyen énergique de mettre en jeu cette puissance; mais c'est en cela même que se trouve le danger. J'ai vu de petits chiens asphyxiés, et n'ayant plus de respiration, le cœur battant encore 15 à 20 fois par minute, être tués tout d'un coup, par l'immersion dans de l'eau froide, le cœur s'arrêtant par action réflexe. Je ne veux cependant pas conclure de ces observations que ce mode de traitement ne doive jamais être employé : je désire seulement faire bien connaître le danger d'un arrêt soudain du cœur, afin que les praticiens soient sur leur garde contre cet accident.

Une brûlure d'une grande étendue peut aussi produire un arrêt des mouvements du cœur, mais elle détermine fréquemment d'autres effets qui sont beaucoup plus intéressants et qui prouvent la grande puissance du système nerveux sur la nutrition. Long (1), de Liverpool, dans un mémoire important, établit que, dans un grand nombre de cas de brûlure considérable, la mort a été causée par une inflammation de différents viscères. Long est arrivé aux trois conclusions suivantes :

1° Dans presque toute brûlure, on pourrait même dire dans toute brûlure, il existe des lésions de l'un ou de plusieurs des viscères contenus dans les trois grandes cavités splanchniques qui, si on les range suivant la fréquence de ces accidents, sont l'abdomen, la poitrine et la tête.

2° Les lésions des différents tissus contenus dans l'abdomen ont lieu dans l'ordre suivant : membrane muqueuse,

(1) *Philadelphia Medical Examiner*, 1840, p. 492, ou *London Medical Gazette*, février 1840.

membrane séreuse, tissus parenchymateux. Dans la poitrine, c'est l'inverse, à savoir : tissus parenchymateux d'a-
bord, séreux ensuite, et enfin muqueux. Dans la tête : membranes, cerveau.

3° Souvent, le siége de l'inflammation interne est en rapport évident avec le lieu de la brûlure ; mais, dans un
nombre de fois à peu près égal, on ne remarque pas cette
relation.

Curling (1), dans un mémoire relatif à l'influence des
brûlures sur les intestins, rapporte dix cas d'ulcération du
duodénum, causée par cette irritation puissante de la
peau. Récemment, dans un travail très-remarquable,
J. E. Erichsen (2) a donné les chiffres suivants comme
les résultats d'un grand nombre d'observations de brûlures.

Les organes cérébraux étaient malades...   33 fois sur 37 cas.
Les viscères thoraciques...............   30 fois sur 40   »
Les viscères abdominaux........ ....   31 fois sur 42   »

J'ai donné ces chiffres pour montrer la fréquence des
actions réflexes dues aux brûlures. Quand j'arriverai aux
déductions à tirer, pour la thérapeutique, des faits que j'ai
mentionnés dans cette leçon, je montrerai combien il est
important de connaître cette influence des brûlures, et je
dirai ce qui devrait être fait pour s'opposer à cette influence
si souvent mortelle, en se plaçant à ce point de vue qu'elle
résulte d'une action réflexe des centres nerveux sur eux-
mêmes, ou sur les viscères thoraciques, ou enfin sur les viscères abdominaux (3).

(1) *Medico-chirurgical Transactions*, 2ᵉ série, vol. VII.
(2) *London Medical Gazette*, janvier 1843, p. 544 et 588.
(3) Nous démontrerons plus loin que les centres nerveux peuvent agir sur
eux-mêmes par action réflexe, comme ils agissent sur d'autres organes.

Lorsque j'arriverai à la démonstration que les phénomènes morbides mentionnés dans cette leçon, doivent réellement être attribués à une action réflexe, je montrerai dans quelle mesure les altérations viscérales consécutives aux brûlures étendues, sont dues à une action réflexe et quelle part est due à d'autres causes. Mais je vais, dès à présent, rapporter des faits qui prouvent que les inflammations d'organes internes, survenues à la suite de brûlures, ont pu être causées par une action réflexe. Ces faits montrent que l'inflammation dans diverses parties du corps peut avoir pour cause une irritation des nerfs de la peau ou d'autres nerfs sensitifs.

Inflammation par action réflexe. — Dans ses admirables leçons sur l'inflammation, faites à ce collège, J. Paget dit que toute personne ayant beaucoup travaillé avec le microscope peut avoir observé, comme il l'a fait sur lui-même, que l'œil qui ne travaille pas s'enflamme, et il ajoute que ce fait doit être expliqué par cette supposition, que l'état d'excitation du nerf optique de l'œil qui travaille, est transporté ou communiqué aux nerfs de la conjonctive de l'autre œil. Il pense que cette communication ne peut se faire que par l'intermédiaire de l'encéphale et, par conséquent, par une action réflexe (1). Je connais un cas très-curieux d'inflammation de la cornée et de la conjonctive, suivie d'ulcération et d'opacité de la cornée, due à un grand excès de travail avec le microscope. Ce fait a eu lieu chez mon ami, le docteur F....., aujourd'hui professeur à Lille. Dans ce cas, de l'anesthésie et un peu d'atrophie de la face se produisirent en même temps que l'ophthalmie, sur le côté *gauche,* le micrographe ne se servant que de l'œil *droit.*

Si j'en avais le temps, je chercherais maintenant à établir que ce n'est pas par une action réflexe venant du nerf opti-

(1) *Lectures on inflammation*, 1850, p. 12.

que d'un œil, mais bien des ramifications du trijumeau, que cette inflammation de l'autre œil est survenue. Les ouvrages récents sur les maladies des yeux contiennent un grand nombre d'observations d'inflammation de cet organe par action réflexe. J'ai déjà rapporté quelques cas d'ophthalmie où cette influence s'est montrée et, en particulier, des cas d'irritation des nerfs dentaires, observés par Emmerich et par le docteur Eve, ainsi que des expériences du docteur Alcock.

Il n'est pas rare qu'une inflammation des testicules ait lieu par action réflexe. Barras, cité par Notta (1) et Marotte (2), rapportent des cas d'orchite due à une névralgie iléo-scrotale. Sir B. Brodie (3) mentionne un cas d'inflammation de testicule due à l'irritation de l'urèthre par un calcul, et un cas de gonflement inflammatoire de la face dû à une névralgie. J. Paget (4) dit que c'est par une action nerveuse, que l'irritation de l'urèthre produit l'inflammation du testicule. Il dit aussi que l'irritation de la dentition agit de la même manière lorsqu'elle engendre cet état morbide, dans une partie quelconque du corps, et que l'encéphalite se produit parfois sous l'influence de la ligature du plexus brachial, comme dans un cas observé par Lallemand.

Dans un cas rapporté par P. Meynier (5), l'inflammation du cerveau semble manifestement avoir été produite par une action réflexe. On en peut dire autant d'un grand nombre de cas d'inflammation de la moelle épinière ou de la moelle allongée, coexistant avec le tétanos ou le trismus nascentium (6).

(1) *Loc. cit.*, nov., p. 547.
(2) *Union médicale*, 1851, p. 155.
(3) *Lectures illustrative of certain local nervous affections.* London, 1837, p. 16.
(4) *Loc. cit.*, p. 54.
(5) *Gazette médicale de Paris*, décembre 1856.
(6) Il est probable que l'inflammation de la moelle a été produite de la

Il est encore d'autres inflammations qu'une action réflexe peut seule expliquer. Pour mon compte, j'ai vu une otorrhée purulente avoir lieu chez une jeune fille, chaque fois qu'elle avait un accès de névralgie auriculo-temporale. J'ai vu, chez un chien, une inflammation franche de l'estomac après l'irritation des filets œsophagiens du nerf vague, et le professeur Trousseau a fait une observation semblable. Mon savant ami, P. Broca, a vu plusieurs cas de pleurésie due à une irritation des nerfs de la poitrine à la suite d'une opération.

Atrophie musculaire par action réflexe. — Mon élève et ami, Clément Bonnefin, rassemble en ce moment des observations sur ce point intéressant, et il en a déjà recueilli un grand nombre. Il en a observé, notamment, un cas très-évident dans lequel l'atrophie est due à une névralgie. Notta (1) dit que dans sept cas de névralgie, on a observé une atrophie plus ou moins étendue. J'ai vu deux cas, l'un de sciatique, ayant produit une atrophie de quelques-uns des muscles de la jambe, l'autre dans lequel la douleur, partant de la cicatrice d'une blessure située à l'avant-bras *gauche*, a causé l'atrophie des *deux bras*. Dans le cas de lésion du nerf sus-maxillaire, que j'ai déjà mentionné (2), il y avait atrophie de la face. Dans le cas de mon ami le docteur F....., l'ulcération de l'œil, due à l'irritation de l'autre, était accompagnée de l'atrophie de quelques muscles de la face.

Dans plusieurs des cas d'atrophie musculaire recueillis par le docteur W. Roberts (3), il est évident que cet état des

même façon dans les cas très-intéressants rapportés par W. W. Gull, et dans lesquels une affection des viscères du bassin, ou une diphthérie a précédé les symptômes d'une myélite. (Voir le *Medico-chirurgical Transactions*, 1856, et *The Lancet*, juillet 1858, p. 4.)

(1) *Loc. cit.*, nov., p. 557.

(2) Vallez, cité par Schiff (*loc. cit.*, p. 115).

(3) *An Essay on Wasting Palsy.* London, 1858.

muscles a été causé par une action réflexe, et l'on pourra s'en convaincre facilement en examinant les observations de Ch. Bell, de H. Mayo, d'Aran, de Romberg, de Frerichs et de Diemer (1). Notons, d'ailleurs, que la paralysie des muscles atrophiés n'est pas la seule cause de l'atrophie : cela est bien démontré par le fait, que cet état des muscles a souvent existé, sans qu'il y eût une paralysie évidente, ou, au moins, avant qu'elle ne survînt, et, quelquefois, malgré l'existence de convulsions dans les muscles. Ainsi, Notta mentionne trois cas dans lesquels il y avait des convulsions constantes ou, au moins, fréquentes, coexistant avec une augmentation d'atrophie.

Paralysie et anesthésie par action réflexe. — Le nombre de faits de cette nature est très-considérable, comme on peut le voir dans les mémoires et les ouvrages de R. Leroy d'Étiolles (2), de Landry (3) et de Macario (4). Il serait très-intéressant de passer en revue ces cas pour montrer qu'ils ne peuvent avoir été engendrés autrement que par une action réflexe, produisant une altération soit de la moelle épinière, soit de quelques-uns de ses nerfs ; mais une étude de ce genre exigeant plus de développements, que je ne puis lui donner faute de temps, je me bornerai à mentionner parmi ces faits, ceux qui prouvent le mieux que la cause de la paralysie ou de l'anesthésie était véritablement une action réflexe.

Et d'abord, je dois rappeler que nous devons à Edward

---

(1) Ces cas sont rapportés par Roberts (*loco cit.*, pp. 73-100), dans la liste des observations d'atrophie qu'il donne. Voyez surtout les nᵒˢ 6, 14, 20, 28, 78, 88, 96 et 100.

(2) *Des paralysies des membres inférieurs*, 1ʳᵉ partie, 1855, 2ᵉ partie, 1857.

(3) *Recherches sur les causes et les indications curatives des maladies nerveuses*, 1855.

(4) *Gazette médicale de Paris*, 1857, pp. 564 et 606.

Stanley (1), la preuve que la paraplégie peut être produite par des maladies des organes génito-urinaires. Rayer (2), Leroy d'Étiolles (3), Macario (4) et d'autres, ont rapporté un grand nombre d'observations, qui ne laissent aucun doute sur la possibilité de l'existence d'une paraplégie plus ou moins complète, sans aucune altération de la moelle épinière ou de ses nerfs, et due à une maladie de la vessie, de la prostate ou des reins. D'autres viscères des cavités thoracique et abdominale peuvent aussi être le point de départ d'une paralysie. C'est le docteur R. Graves (5) qui le premier a bien établi cette étiologie de certaines paralysies.

La prétendue paralysie essentielle de l'enfance, si bien étudiée par Heine, Kennedy, le docteur West, Fliess et Rilliet (6), est évidemment analogue dans son mode de production à la paralysie réflexe des adultes. Cette paralysie des enfants est presque toujours liée à une irritation des nerfs dentaires ou des intestins.

Marchal, de Calvi (7) rapporte quatre cas de névralgie de la cinquième paire de nerfs ayant produit une paralysie de la troisième paire. Notta (8) a vu deux cas de paralysie de l'élévateur de la paupière, due à une névralgie. Neucourt (9) et Gola (10) ont vu chacun un cas de paralysie faciale disparaître en même temps que la névralgie qui l'avait produite.

(1) *Medico-chirurgical Transactions*, 1833, vol. XVIII, p. 260.
(2) *Traité des maladies des reins*, 1851, vol. III, p. 168 et suiv.
(3) *Loc. cit.*
(4) *Loc. cit.*
(5) *Clinical Lectures on the Practice of Medicine.* 2nd Ed. 1848, vol. I, p. 500 et suiv.
(6) *Traité des maladies des enfants*, par Rilliet et Barthez, 2e édit., vol. II, p. 547.
(7) *Archives de médecine*, 1846, vol. XI, p. 261.
(8) *Loc. cit.*, sept. 1854, p. 293.
(9) *Archives de médecine*, 1849, vol. XX, p. 172.
(10) *Bulletin de thérapeutique*, 1846, vol. XXXI, p. 389.

Le docteur Badin d'Hurtebise (1) a vu une névralgie du nerf sus-orbitaire produire une paralysie de la troisième et de la sixième paires de nerfs, paralysie qui guérit promptement après la guérison de la névralgie. La sciatique peut aussi déterminer une paralysie : Notta (2) cite un cas dans lequel une paralysie des muscles extenseurs, causée par une sciatique, dura deux mois encore après la guérison de cette névralgie. L'irritation des intestins a souvent produit une paralysie chez les adultes. Outre les cas de cette espèce, rapportés par Graves et par Leroy, il y en a deux mentionnés par le professeur Trousseau (3), plusieurs par Zabriskie (4) et par Camper (5). L'irritation des poumons ou de la plèvre peut aussi produire la paralysie. J'ai vu un cas de ce genre, en 1850, à l'hôpital de la Charité, à Paris; et Landry (6) en rapporté deux autres. La même chose s'est rencontrée dans des maladies du foie sans que l'on ait pu, dans quelques cas, expliquer la paralysie par la présence de la bile dans le sang. Je citerai particulièrement un cas de colique hépatique observé par le professeur Fouquier (7), et un autre rapporté par Zabriskie (8). Une simple pression sur un nerf sensitif quelconque ou une blessure peuvent causer une paralysie de quelque étendue : il en était ainsi dans un cas que j'ai observé avec mon ami Charcot et dans des cas mentionnés par P. J. Barthez (9).

(1) *Annales d'oculistique*, 1849, vol. XXII, p. 12.
(2) *Loc. cit.*, p. 556.
(3) *Gazette des hôpitaux*, 1841, p. 192.
(4) *Medical Examiner*, 1841, vol. IV, p. 750, et *Gazette méd. de Paris*, 1842, p. 296.
(5) Cité par Barthez, *Science de l'homme*, 2ᵉ édit., 1806, vol. II, p. 11. *Notes*.
(6) *Loc. cit.*, observ. 118 et 119.
(7) Cité par Landry, p. 99.
(8) *Gazette médicale de Paris*, 1842, p. 296.
(9) *Loc. cit.*, vol. II, p. 41, 42, notes, et p. 126-127.

La production de l'anesthésie par l'irritation des nerfs centripètes est aussi commune que la production de la paralysie du mouvement. J'ai vu un cas d'anesthésie des deux membres inférieurs, due à une sciatique. Notta (1) cite cinq cas de ce genre, trois observés par lui, un par Grisolle et un par Martinet. Un cas d'anesthésie du bras, à la suite d'une névralgie cervico-brachiale, est aussi rapporté par Notta. Plusieurs cas d'anesthésie, plus ou moins étendue, due à une irritation de la peau, ont été réunis dans une excellente thèse de O'Brien (2). Dans un cas, l'anesthésie survint après une morsure de la peau du bras. J'ai vu une jeune femme qui, à la suite d'une névralgie du nerf sous-orbitaire, eut une anesthésie partielle de la face, avec gonflement œdémateux de la joue et une paralysie complète du nerf facial. Il est bon d'ajouter que, dans ce cas, comme dans tous ceux de paralysie et d'anesthésie que je viens de mentionner, les malades n'étaient pas hystériques.

J'ajouterai que, dans ces cas :

1° La cause supposée a toujours précédé la paralysie du mouvement ou du sentiment ;

2° Les changements d'intensité de la cause ont été accompagnés de changements correspondants dans les symptômes de paralysie ;

3° Les remèdes contre la paralysie et l'anesthésie ont été sans effet ;

4° Ces deux affections, dans la plupart des cas, ont été promptement guéries après la suppression de la cause d'irritation ;

5° Il n'y avait pas d'altération visible du système nerveux dans quelques-uns de ces cas où l'autopsie fut pratiquée.

(1) *Loc. cit.*, nov., p. 552-554.
(2) *Recherches sur l'anesthésie.* Paris, 1834, p. 14, 19, 21 et 24.

Assurément tous ces faits tendent à démontrer que les symptômes paralytiques ne pouvaient pas être attribués à une maladie du système nerveux central, mais bien à l'irritation de quelque nerf centripète. Je montrerai plus tard que c'est en produisant une action réflexe particulière que cette irritation agissait.

Changements morbides dans la nutrition du cerveau, de la moelle épinière et des sens, produits par une irritation de quelque nerf centripète. — Je n'insisterai pas davantage sur l'influence que l'irritation de presque tout nerf centripète peut avoir sur la production d'affections nerveuses, production qui montre qu'il y a alors un changement de nutrition dans le centre nerveux. Dans une prochaine leçon, je montrerai, par un très-grand nombre de faits, que l'aliénation mentale, dans ses diverses formes, l'épilepsie, la chorée, la catalepsie, l'extase, l'hydrophobie, l'hystérie et toutes les variétés des affections nerveuses peuvent être le résultat d'une simple irritation, souvent même à peine sentie, de quelque nerf centripète. Je tenterai de prouver aussi que c'est par une action réflexe de l'axe cérébro-spinal sur lui-même, au moyen des nerfs qui se rendent à ses propres vaisseaux sanguins, que cette irritation agit pour altérer la nutrition d'une partie de ce centre nerveux.

Relativement aux effets de l'irritation des nerfs centripètes sur la nutrition des sens, je renverrai à ce que j'ai déjà dit de l'amaurose, et j'ajouterai seulement que l'influence par laquelle des vers, agissant sur les intestins, causent la paralysie de la rétine, est exactement la même que celle par laquelle agit une névralgie pour produire le même effet (1). La surdité a

(1) Quelques personnes ont nié que des vers puissent avoir cette influence ; je renverrai à un mémoire de Mondière, dans lequel sont rapportés plusieurs cas qui ne peuvent laisser aucun doute (*Gazette des hôpitaux*, 1840, p. 139

été aussi causée par l'irritation des nerfs de l'intestin, et on l'a observée également dans deux cas de névralgie faciale (1).

Névralgie due à une action réflexe.— Le docteur Rowland rapporte le cas d'une jeune fille qui avait des douleurs lancinantes des plus violentes, dans la tempe *gauche* et dans le côté de la tête. Les renseignements recueillis apprirent que quelques années auparavant elle avait été gravement blessée, sur le pariétal *droit ;* que cette blessure avait été très-longue à guérir et que, depuis, cet endroit était resté extrêmement sensible. Cette ancienne plaie se révélait par une large cicatrice irrégulière. Un vésicatoire appliqué sur cette cicatrice enleva la douleur pour quelques semaines (2). Sir B. Brodie cite un cas de rétrécissement de l'urèthre ayant amené la claudication et une douleur dans les pieds, qui disparurent l'une et l'autre après l'introduction d'une bougie dans le canal. L'irritation causée par une dent cariée a produit une névralgie du bras dans deux cas (3). La névralgie hémicrânienne est fréquemment due à la gastralgie. Romberg (4) cite plusieurs cas observés par Wardrop, Abernethy, Denmark et autres, dans lesquels la névralgie d'un grand nombre de nerfs a eu pour cause la blessure d'un seul.

« La fréquence du tic douloureux causé par l'irritation d'un des rameaux des nerfs dentaires est telle, qu'il est certainement inutile de donner des observations de cette sorte d'affection. Mais la névralgie de la face peut être causée par

et p. 248). Dans quelques cas, l'expulsion des vers a été suivie d'une guérison *immédiate* (*L'Expérience*, 1840, p. 47, et *Gazette méd. de Paris*, 1845, p. 655).

(1) Notta, *loc. cit.*, p. 297.

(2) Parsons, *Prize Essay on Neuralgia*, in *American Journal of the Medical Sciences*, oct. 1854, p. 421.

(3) Parsons, *Loco cit.*, pp. 423 et 424.

(4) *Lehrbuch der Nerven Krankheiten des Menschen*, 3° ed. 1856, p. 23-35

l'irritation d'autres nerfs que les nerfs dentaires, de même
qu'une irritation des nerfs de la mâchoire peut causer une
névralgie ailleurs qu'à la face.

« M. Harvey a vu un cas de tic douloureux, causé par une
petite tumeur située à la tête, et qui très-probablement y
comprimait un nerf. On a constaté, à plusieurs reprises,
qu'une pression sur la tumeur amenait une violente attaque
de névralgie. La malade fut guérie par l'extirpation de cette
tumeur (1).

« Chez un malade de M. Gay, il existait une névralgie de
tous les nerfs de la jambe, causée par un névrome du tibial
postérieur, situé près du calcanéum. Sauf une douleur res-
tant dans deux petites branches nerveuses, la névralgie fut
promptement guérie après l'enlèvement du névrome (2).

« J'ai vu, avec le docteur W. T. Gairdner, un cas de névralgie d'un bras, s'étendant souvent à beaucoup d'autres
parties du corps, et causée par une blessure à la main.

« Parsons, dans l'excellent mémoire sur la névralgie que
j'ai déjà cité, rapporte deux cas de névralgie du bras, causée
par une irritation du nerf dentaire, provenant de la carie
d'une dent. Les deux malades furent guéris par l'extraction
de la dent (3). Le docteur Castle, de New-York, rapporte un
cas de sciatique et un autre de douleurs erratiques d'une
moitié du corps, dans lesquels l'extraction d'une dent a également amené la guérison (4). Parsons rapporte encore un
cas de névralgie du nerf cubital gauche, survenue à la suite
d'une névralgie du nerf sous-scapulaire, causée par un anthrax. Après la guérison de l'anthrax, la pression sur la

(1) Henry Hunt, *On the nature and treatment of tic douloureux*, 1844,
p. 114.
(2) *The Lancet*, 1846, vol. II, p. 119.
(3) *American journal of the med. sciences*, oct. 1854, p. 423 et 424.
(4) *The Lancet*, 1846, vol. II, p. 266, 267.

cicatrice causait des sensations douloureuses et des frémissements tout le long du nerf cubital.

« Tavignot a publié des cas de névralgie des nerfs ciliaires et de plusieurs autres branches du trijumeau, survenues à la suite d'une blessure de la cornée (1).

« Le docteur Greene, de New-York, a guéri une névralgie de la face en enlevant une petite tumeur située sur le nerf dentaire inférieur (2).

« Le cas suivant est tellement important que je le rapporte presque en entier. Une femme, âgée de 48 ans, se piqua avec une épine au doigt indicateur de la main droite. Il y eut, d'abord, une grande douleur, du gonflement et de la rougeur dans le doigt qui avait été lésé et dans une partie du médius. Au bout de trois mois, le gonflement et la douleur avaient disparu, excepté, toutefois, dans les deux premières phalanges du doigt blessé. Neuf mois après l'accident le doigt redevint très-douloureux, bien qu'il ne fût resté, dans cette partie, qu'un peu de rougeur à la peau. Deux ou trois fois par jour, la malade avait des crises névralgiques pendant lesquelles la douleur se propageait le long du doigt jusqu'à la partie dorsale de la main, montait entre les deux os de l'avant-bras, passait à travers le coude et se rendait le long de la partie postérieure du bras jusqu'au cou et à la tête, où elle irritait les bulbes des cheveux donnant à la patiente l'idée que ses cheveux se hérissaient. A ces sensations succédait un affaiblissement de la vue, et la douleur, continuant son trajet, atteignait subitement l'estomac, provoquant alors des nausées et des vomissements. La malade ressentait constamment la sensation d'un poids dans l'estomac et vomissait toujours après avoir bu ou mangé. Le doigt dut être amputé au ni-

(1) *Gazette médicale* de Paris, 1845 p. 547.
(2) *Dublin Journal of med. sc.*, 1838, vol. XIII, p. 53.

veau de la seconde articulation, et à peine la malade fut-elle replacée dans son lit que la sensation du corps pesant dans l'estomac et les nausées disparurent pour ne plus revenir. Une heure et demie après l'opération, la malade se sentit, pour la première fois, aussi bien qu'elle était avant l'accident, sauf, toutefois, une légère douleur qu'elle éprouvait dans le moignon. Bientôt, d'ailleurs, sa santé générale fut complétement rétablie et elle n'eut jamais, même au plus léger degré, un retour de ses troubles nerveux (1).

« A la suite d'un coup reçu à la partie inférieure de l'orbite, une femme fut atteinte d'un abcès qui détermina de violentes douleurs presque continues à la face, ainsi que dans les parties antérieures, latérales et supérieures de la tête. Cet état de souffrance dura plusieurs années. Maréchal divisa le nerf sous-orbitaire et la malade fut subitement débarrassée de ses douleurs. La plaie guérit ; mais les souffrances reparurent. Le nerf fut détruit à l'aide d'un caustique, et la malade semblait débarrassée de son mal, lorsque, dix mois plus tard, elle eut de nouvelles attaques. La cicatrice fut alors ouverte, la suppuration de la plaie fut entretenue pendant quelques jours, et, après un certain laps de temps, la guérison de la malade fut définitive (2). »

Différentes influences morbides dues à une irritation des nerfs centripètes. — Je me bornerai, ici, à signaler quelques-uns des faits les plus intéressants. En premier lieu, je citerai le zona, que l'opinion générale attribue, maintenant, à une névralgie. Rayer, G. Simon, Notta, Parsons, Delioux, Romberg et Parrot (3) ont publié un grand nombre d'ob-

---

(1) Wardrop, in *Medico-Chirurg. Transactions*, vol. VIII, 1817, p. 246 et suiv.

(2) Cas de Maréchal, cité par Marchal de Calvi, dans les *Annales de chirurgie*, 1844, vol. IV, p. 69.

(3) *Considérations sur le zona.* Paris, 1857.

servations qui ne laissent aucun doute sur ce point. Hasse (1) mentionne comme ayant été causées par une névralgie, en outre du zona, les maladies de la peau dont voici la liste : l'erythème, le pemphigus et l'urticaire. En second lieu, je dirai que l'hypertrophie d'un os, dans les cas de névralgie, est assez fréquente pour expliquer comment sir Henri Halford a été conduit à imaginer que le tic douloureux dépend de cette affection des os. Il n'est pas douteux qu'une maladie des os peut produire une névralgie, et c'est ce qui arrive pour la névralgie réflexe de la plupart des branches du trijumeau, dans les cas de carie d'une portion du crâne ; mais il paraît certain, aussi, que l'hypertrophie des os peut être due à une névralgie, comme le montrent des observations de Romberg, Bouillaud, Neucourt, et Bellingeri (2).

J'ajouterai seulement à la liste des effets de l'irritation des nerfs centripètes que l'œdème, un changement dans la couleur et dans l'épaisseur des cheveux et d'autres altérations morbides ont été observés, dans un grand nombre de cas, où ces symptômes étaient évidemment dus à cette cause.

« J. Hamilton (3) rapporte deux cas d'œdème réflexe survenu à la suite de la lésion d'un nerf. Il y a dans les annales de la science plusieurs cas de gangrène dans lesquels il est impossible de comprendre que la mortification ait pu avoir lieu autrement que par une contraction réflexe des vaisseaux sanguins. Dans l'un de ces cas, mon ami le docteur Gubler (4) fait remarquer que des douleurs sciatiques précédèrent la gangrène de la dernière phalange de l'un des orteils

---

(1) *Krankheiten des Nervenapparates,* in *Virchow's Hand. d. Sp. Pathol.,* vol. IV, 1855, p. 48.

(2) Notta, *loc. cit.*, sept., 1854, p. 311, 312.

(3) *Dublin Journal of Medical Science*, vol. XIII, 1838, p. 40.

(4) *Comptes rendus de la Soc. de Biologie,* pour 1854, p. 76.

d'une jeune femme chez laquelle il n'y avait pas apparence d'obstruction dans la circulation artérielle. »

Aux faits que j'ai mentionnés on pourrait en réunir un grand nombre attestant la puissance de l'excitation des nerfs centripètes sur les glandes, pour y augmenter toutes les sécrétions, changer leur nature ou les arrêter ; et pour agir aussi à une grande ou à une petite distance sur les différents tissus, de façon à en accroître, diminuer, ou altérer la nutrition (1).

Théorie des phénomènes sympathiques morbides. — Après avoir rapporté un grand nombre de faits, j'arrive maintenant à expliquer comment agit l'excitation d'un nerf centripète dans ces différents cas.

Les phénomènes de sympathie entre des parties du corps éloignées l'une de l'autre ont été, tout d'abord, attribués à des communications directes, dont on a supposé l'existence, entre les différents nerfs des parties ayant quelque influence sympathique l'une sur l'autre. D'après une seconde opinion, ces communications auraient lieu en partie par les centres nerveux, et en partie par les anastomoses des nerfs. Enfin, Robert Whytt (2), adoptant l'opinion émise par Claude Perrault et quelques autres, soutint que tous les nerfs produisant des actions sympathiques communiquent seulement dans le cerveau et dans la moelle épinière. Depuis le temps de Whytt et de Haller, qui étaient d'accord à cet égard, cette troisième opinion a été admise par la plupart des physiologistes ; elle a prévalu jusqu'en 1835, époque à laquelle Tiedemann (3) tenta de nouveau de démontrer que c'est par

---

(1) Pour divers faits intéressants je renverrai au savant ouvrage de Henle, *Handbuch der Rationelle Pathologie*, vol. 1. 3e éd., 1855, p. 237-241.

(2) Voir ses deux importants ouvrages : *An Essay on the vital and other involuntary motions of animals*, 2e éd., 1763, et *Observations on the nature, causes and cure of nervous disorders*, etc., 2e éd., 1765, pp. 9-84.

(3) *Zeitschrift für Physiologie*, vol. 1, 1835.

les anastomoses des nerfs que les sympathies ont lieu. Mais, après que le microscope eut prouvé définitivement que les fibres nerveuses restent, en général, complétement distinctes l'une de l'autre (quelques-unes seulement s'unissant entre elles) et aussi après que les expériences de Kronenberg, de van Deen et d'autres savants eurent prouvé que l'excitation des fibres nerveuses qui passent par les anastomoses ne se propagent pas aux fibres voisines, l'ancienne théorie, renouvelée par Tiedemann, fut complétement ruinée ; et il est maintenant généralement reconnu que les sympathies réelles exigent l'intervention des centres nerveux. Toutefois, cette théorie, bien qu'acceptée comme étant la seule exacte, ne semble pas être suffisamment comprise par tout le monde, et les efforts faits par J. Müller, Stilling, (1), Henle (2), Martyn Paine (3), n'ont pas encore fait généralement admettre que les changements dans les sécrétions et la nutrition, dus à une influence sympathique, sont produits, en grande partie, par le même mécanisme que les mouvements réflexes.

Prenons l'inflammation, comme preuve de cette assertion : une opération est faite sur le col de l'utérus (4), un

---

(1) *Phys. Path. und Med.-Pract. Untersuchungen über die spinal Irritation.* Leipzig, 1840, et *Geschichte einer Extirpation eines krankaft. vergr. ovarium* Hanover, 1841.

(2) *Handbuch der rationellen Pathologie*, 3e éd., vol. I, 1855, et *Pathol. Untersuchungen*, 1840, et son *Algemeine Anatomie*, 1841.

(3) *The institutes of medicine.* New-York, 1847. Le savant auteur de cet ouvrage est un solidiste et un vitaliste qui a poussé la théorie des sympathies de Whytt et d'autres bien au delà des limites dans lesquelles elle doit être restreinte.

(4) Mon savant ami P. Broca a communiqué récemment, à la Société de chirurgie de Paris, le cas d'une femme chez laquelle l'application du cautère actuel au col de l'utérus, après l'extirpation d'un polype, fut suivie d'une péritonite intense et d'une mort rapide. L'état de l'utérus démontra qu'il n'y avait pas eu propagation de l'inflammation de cet organe au péritoine. Voir, pour une notice abrégée de ce cas, *The Lancet*, 20 novembre, 1858, p. 530, et, pour plus de détails, la *Gazette des hôpitaux* et le *Moniteur des*

ou deux jours après une péritonite survient et la malade meurt. Comment cette inflammation s'est-elle produite? Peu de personnes seront disposées à expliquer cette affection par une action réflexe de l'utérus sur le péritoine, et beaucoup d'autres accueilleront une semblable explication par un sourire. Certes, il est évident que l'inflammation peut avoir commencé dans l'utérus et s'être propagée au péritoine par des vaisseaux sanguins; mais supposons qu'on n'ait pas trouvé d'inflammation dans l'utérus ou dans le vagin , comment alors une inflammation peut-elle s'être produite dans le péritoine, à la suite d'une opération au col de l'utérus? Si vous n'admettez pas que l'excitation des nerfs de cette partie de l'utérus se soit propagée jusqu'à la moelle épinière et, de là, ait été réfléchie, par d'autres nerfs, sur le péritoine, il vous sera impossible d'expliquer les phénomènes observés. Du reste, si nous prenons séparément presque chacun des faits que j'ai cités comme exemples d'action réflexe sécrétoire ou nutritive, il arrivera probablement, comme dans le cas qui vient d'être discuté, que beaucoup de personnes refuseront d'admettre qu'il y ait eu réellement, dans ces faits, des actions réflexes. Il est donc nécessaire de dire au moins quelques mots pour démontrer que les phénomènes sympathiques que nous avons mentionnés et un grand nombre d'autres de même nature, observés journellement par le praticien, sont des phénomènes réflexes.

Supposons qu'un corps étranger soit entré dans la cornée; peu de temps après que cette membrane a été soumise à cette cause d'irritation, nous trouvons que la conjonctive est congestionnée, qu'il y a commencement de photophobie

---

hôpitaux, nov., 1858. Pendant que je préparais cette leçon un autre cas semblable à celui-ci s'est présenté. Une femme, dont l'utérus avait été cautérisé par Jobert de Lamballe, est morte, peu après, d'une péritonite.

et que des larmes s'écoulent. Il n'y a pas de vaisseaux sanguins dans la cornée, par conséquent, nous ne pouvons admettre que c'est par cette sorte de tissu que l'irritation s'est
propagée. Devons-nous admettre que c'est par le tissu même
de cette membrane, et à cause de sa continuité ou contiguïté
avec les autres tissus de l'œil que la propagation a eu lieu? Si
quelqu'un était tenté d'imaginer une explication de ce genre,
je dirais que, dans les cas de maladie ou de section du nerf
trijumeau, chez l'homme comme chez les animaux, l'irritation de la cornée n'est, en général, pas suivie de la moindre apparence de congestion de la conjonctive. Cette hyper-
hémie, par conséquent, dans les cas où le nerf trijumeau
n'est pas lésé, apparaît après une irritation de la cornée par
suite de la transmission de l'irritation à l'encéphale, par les
filets cornéaux de ce nerf. Maintenant, comment la congestion peut-elle être produite après que l'irritation a gagné
l'encéphale, à moins que ce ne soit par des fibres nerveuses,
allant de ce centre nerveux aux parties de l'œil où l'hyperhé-
mie se produit?

Nous pouvons avoir des doutes sur la question de savoir
par quels nerfs l'encéphale *réagit* sur l'œil, dans un cas de
ce genre, mais nous ne pouvons douter qu'il *réagisse* et que
la congestion ne soit due à cette *réaction*, c'est-à-dire à une
action réflexe de l'encéphale.

Il y a plus, dans les cas d'irritation d'un œil produisant
des altérations dans l'autre œil, il est clair que c'est par l'encéphale que l'irritation s'est propagée.

Veut-on un autre exemple? Supposons que nous ayons
placé un tube dans l'un des uretères d'un chien, pour savoir
quelle sera la quantité d'urine s'écoulant dans un temps
donné. Après que le chien est revenu de la commotion
causée par l'opération, nous pinçons la surface interne de la

paroi abdominale dans une partie recevant ses nerfs de la première paire lombaire, et presque à l'instant même nous trouvons que la sécrétion de l'urine est arrêtée ou très-notablement diminuée. Ce n'est pas par suite d'un changement dans la circulation, dû à la douleur causée par le pincement, que la sécrétion est si considérablement modifiée, puisque nous voyons la même chose avoir lieu, soit que la moelle épinière ait été divisée transversalement dans la région dorsale, soit qu'elle ait été laissée en communication avec l'encéphale ; tandis qu'au contraire, si la partie de la moelle qui donne origine aux paires lombaires a été détruite, — cas dans lequel la sécrétion urinaire, après un court arrêt redevient normale en ce qui regarde, du moins, la quantité et semble même être plus abondante qu'avant, — nous trouvons que l'irritation de la paroi abdominale reste sans effet sur le rein. Nous devons donc conclure que, lorsque la moelle épinière existe, l'irritation passe par ce centre nerveux, ou, en d'autres termes, que l'arrêt de la sécrétion urinaire est dû à une action réflexe de ce centre. J'ai acquis la certitude, aussi, que c'est par l'intermédiaire de la moelle épinière, et grâce à une action réflexe, que l'irritation d'un rein agit sur l'autre, quelquefois, pour y diminuer, d'autres fois, pour y augmenter la sécrétion.

Il va sans dire que ce n'est pas uniquement par une action réflexe que se produisent quelques-uns des phénomènes mentionnés dans cette leçon. Dans un cas de brûlure étendue, par exemple, il y a plusieurs circonstances qui contribuent à la production des altérations viscérales si bien décrites par Dupuytren, Long et le professeur Erichsen. En premier lieu, une certaine quantité de sang est soumis à une telle température que plusieurs de ses éléments (les globules particulièrement) doivent nécessairement être altérés. En

second lieu, il y a une diminution, plus ou moins considérable, des sécrétions et des exhalaisons cutanées et, ainsi que
l'ont montré les expériences de Fourcault, Gluge, Gerlach,
Ducros, Magendie, Becquerel, Breschet, Bouley et de mon
ami Balbiani (1), cette diminution est une cause de congestion des différents viscères. Mais, à l'égard de cette dernière
circonstance, il y a de nombreux cas de brûlure, dans lesquels des inflammations viscérales suivies d'une mort rapide
ont eu lieu, alors qu'une partie seulement de la peau, celle
d'un membre par exemple, a été détruite, et il est impossible
d'admettre que, dans ces cas, la cause de ces inflammations
et de la mort se trouve entièrement, ou même principalement, dans la perte de fonction de la peau, puisque la plus
grande partie de ce tégument est restée dans une condition
normale.

A l'égard de l'autre cause que j'ai mentionnée, à savoir,
l'influence du sang chauffé sur les viscères, j'ai fait quelques
expériences, dont je ne puis rapporter les détails maintenant,
qui montrent que chez les animaux, ayant la moelle épinière
coupée transversalement, au niveau de la troisième paire
lombaire (afin que les membres postérieurs ne puissent donner aucune douleur et, aussi, afin que l'irritation ne puisse se
propager de ces membres aux viscères de la tête et à la plupart de ceux de l'abdomen), je n'ai vu, lorsque je les tuais
deux ou trois jours après avoir brûlé une patte avec de l'eau
bouillante, aucune modification marquée semblable à celles
qu'on observe si souvent, soit chez l'homme, soit chez les animaux brûlés accidentellement, excepté dans la vessie, le
rectum et les organes voisins. Quand, au contraire, la section
du centre nerveux spinal avait été faite à la hauteur de la

(1) Voir sa remarquable thèse : *Essai sur les fonctions de la peau.* Paris,
1854, pp. 94-132.

troisième vertèbre dorsale, j'ai vu les viscères abdominaux dans un état de congestion qui, dans nombre de parties, ressemblait beaucoup à de l'inflammation, avec des infiltrations séreuses et des ecchymoses, deux jours après que l'une des pattes avait été brûlée avec de l'eau bouillante.

Il semble donc que nous ayons le droit de conclure que ce n'est pas seulement, ni même principalement, à la cessation de fonction dans une partie de la peau, pas plus qu'aux altérations du sang dans les cas de brûlure ayant détruit la peau et la plus grande partie des tissus d'un membre qu'il nous faut attribuer les inflammations ou les autres altérations que les viscères présentent après les brûlures. C'est ce dont j'ai pu me convaincre encore par des expériences faites, à deux reprises différentes, sur des animaux chez lesquels les troncs du nerf sciatique et du nerf crural, dans un membre, avaient été divisés aussi haut que possible. J'ai constaté trois jours après avoir brûlé ce membre jusqu'à carbonisation, depuis les orteils jusqu'à la moitié de la cuisse, qu'il n'existait, dans les viscères, aucune trace de congestion. Il résulte donc de ces expériences et de celles qui précèdent, que c'est en grande partie par une action réflexe de la moelle épinière, que les brûlures de parties périphériques ont une si grande influence sur les viscères.

Il est inutile de dire que, dans les cas de paralysie ou dans les maladies des centres nerveux qui surviennent comme conséquence d'une affection d'une glande, telle que le rein ou le foie, la paralysie ou la maladie des centres nerveux peut être produite par une cause entièrement différente de celles dont nous nous occupons dans cette leçon ; je veux parler de la présence d'un poison dans le sang par suite de la diminution ou de l'ulcération d'une sécrétion importante. Il peut y avoir aussi d'autres causes : ainsi, par exemple, le docteur

Todd (1) rapporte un cas curieux, montrant qu'une paralysie complète du mouvement et du sentiment des membres inférieurs, due, en apparence, à une maladie du rein (qu'il supposait dépendre d'une goutte supprimée), fut guérie en même temps que la maladie du rein, peu après que la goutte eut été attirée vers les pieds.

Mécanisme des altérations de nutrition, ayant lieu par action réflexe. — J'ai maintenant à examiner comment une action réflexe peut produire ou arrêter une sécrétion, comment aussi elle peut causer une atrophie ou une hypertrophie, une inflammation ou les autres changements de nutrition que j'ai mentionnés.

J'ai dit, dans la leçon précédente, qu'il y a deux modes d'influence du système nerveux pour la production des phénomènes de nutrition et de sécrétion. Par l'un de ces modes, le système nerveux agissant sur les tissus vivants y augmente l'attraction qu'ils exercent normalement sur le sang, et il survient alors une dilatation des vaisseaux sanguins ; par l'autre mode, le système nerveux, au lieu d'exercer son action sur le *parenchyme* des tissus, agit sur les parois des vaisseaux sanguins et détermine leur contraction. Dans le premier cas, la quantité de sang, passant à travers la partie sur laquelle le système nerveux agit, est augmentée, tandis que, dans le second, elle est diminuée. Dans le premier cas, les sécrétions aussi sont augmentées ; elles sont diminuées dans le second. En outre, dans le premier cas, la nutrition est plus active : il y a tendance à l'hypertrophie et accroissement des propriétés vitales dans les nerfs et les muscles ; dans le second cas, la nutrition est lente ; il y a tendance à l'atrophie et diminution des propriétés vitales dans les nerfs et les muscles. Enfin, dans le premier cas, il y

(1) *Cyclopædia of anatomy and physiology*, vol. III, p 721, T.

a augmentation de température, tandis que, dans le second, il y a diminution. Il existe donc entre ces deux influences nerveuses des différences essentielles et de la plus grande importance.

La connaissance de ces deux modes d'action du système nerveux une fois acquise, employons-la pour expliquer ce qui se passe dans quelques cas de phénomènes réflexes de sécrétion et de nutrition.

Supposons, par exemple, un calcul arrêté dans un des uretères ; il irrite les fibres nerveuses centripètes de ce canal ; l'irritation est transmise à la moelle épinière, qui la *réfléchit* sur la membrane musculaire des vaisseaux sanguins des deux reins et produit une contraction, par suite de laquelle il passe beaucoup moins de sang à travers ces organes ; d'où il résulte que la sécrétion urinaire est arrêtée ou diminuée d'une manière notable.

Supposons encore qu'un ver dans le tube intestinal irrite les fibres nerveuses centripètes de cet organe ; l'irritation se propage jusqu'à la moelle épinière qui la *réfléchit* sur les fibres originelles du nerf sympathique cervical, par lequel elle atteint et fait contracter les vaisseaux sanguins de la rétine ; cette contraction diminue la quantité de sang dans cette membrane et donne ainsi naissance à l'amaurose.

Si, au lieu d'une action réflexe s'exerçant sur les vaisseaux sanguins, c'est sur les tissus que l'influence réflexe agit, comme dans le cas des expériences de Czermack et du professeur Bernard (voir leçon 1re), les vaisseaux sanguins se dilatent et il y passe une plus grande quantité de sang. Que la cornée, par exemple, soit irritée, ses fibres nerveuses centripètes transmettent l'irritation à l'encéphale, qui la réfléchit sur la rétine, la glande lacrymale, la conjonctive, etc.; une plus grande quantité de sang est attirée dans toutes ces parties; leurs vaisseaux sanguins se dilatent et les conséquences ordinaires d'une augmentation du liquide nourricier se manifestent dans l'œil (accroissement des larmes, photophobie, etc).

Les deux sortes d'effets produits par le système nerveux sur la sécrétion et la nutrition peuvent exister simultanément ou se suivre l'un l'autre ; et nous avons des exemples de combinaison ou d'*alternation* de ces effets dans les cas de névralgie, de vers, etc.

Le simple fait de l'augmentation ou de la diminution dans la quantité de sang qui passe par une partie, dans un temps donné, suffit assurément pour expliquer les changements physiologiques et quelques-uns des changements morbides qu'on observe habituellement dans la nutrition et la sécrétion ; mais quelques autres modifications morbides semblent exiger, pour leur production, plus qu'un simple changement dans la quantité de sang.

Une inflammation, par exemple, ne peut pas être expliquée seulement par un changement de cette nature ; car, nous voyons qu'après la section du nerf sympathique cervical, il se produit un accroissement considérable de sang dans l'œil, dans l'oreille, etc., accroissement qui peut durer plusieurs semaines et même plusieurs mois, sans qu'une inflammation se déclare. Il est vrai que cette altération morbide survient beaucoup plus aisément dans ces parties que dans d'autres ; mais, je le répète, elle n'apparaît pas spontanément comme conséquence pure et simple de l'augmentation dans la quantité de sang.

Il nous faut donc admettre que, lorsqu'une influence nerveuse agit sur certains tissus pour produire l'inflammation, la cause spéciale de ce *processus* morbide n'est pas dans l'augmentation de la quantité de sang, mais bien dans les modifications que subissent les tissus et qui produisent une plus grande attraction de sang artériel (1).

Applications thérapeutiques des données précédentes. —
L'histoire du traitement des maladies au moyen, de l'influence puissante d'une excitation des nerfs centripètes sur
des organes éloignés, pourrait nous offrir autant de faits
intéressants que l'étude de l'origine par action réflexe de l'inflammation et d'autres changements morbides; mais, comme
je n'ai pas assez de temps pour m'arrêter sur ce sujet, je me
contenterai d'indiquer quelques règles de traitement fondées
sur la connaissance des phénomènes réflexes.

1° Si nous désirons produire une modification dans l'état
d'un organe quelconque, il faut appliquer les moyens d'irritation que nous préférons à la partie de la peau ou de la muqueuse, qui a les relations nerveuses les plus évidentes avec
cet organe. Dans la plupart des cas, les parties agissant avec
le plus de puissance l'une sur l'autre sont celles qui reçoivent leurs nerfs du même segment de l'axe cérébro-spinal.
Avons-nous, par exemple, à agir sur le rein : dans ce cas, la
peau de la partie supérieure de l'abdomen est le meilleur
point d'application de toute espèce d'irritation. Si c'est sur
l'œil que nous désirons agir, comme dans les cas d'amaurose
due à l'insuffisance dans la quantité de sang, l'irritation devra

_____

(1) Je regrette extrêmement de ne pouvoir, ici, examiner complétement
cette grande question de la production de l'inflammation par une action
réflexe, ou par d'autres causes ; je regrette aussi de ne pouvoir démontrer
combien les derniers progrès de la science s'accordent avec la plus grande
partie des observations faites par le docteur J. Hughes Bennett, le docteur
C. J. B. Williams, Wharton Jones et James Paget. Je ne suis pas entièrement
d'accord avec Joseph Lister, dont je ne connais les très-importantes recherches que par un sommaire de son mémoire (*Proceedings of the Royal Society,*
vol. VIII, n° 27, 1857, p. 581) ; mais je puis dire que son opinion, qu'un
changement ayant lieu dans les tissus autour des vaisseaux sanguins est
l'acte primordial de l'inflammation, pourrait être soutenue par un grand
nombre de faits entièrement différents de ceux, si intéressants, qu'il a découverts.

être appliquée particulièrement sur les nerfs sus-et sous-orbitaires. Si l'amaurose coexiste avec de l'hypérémie, il faudra éviter l'irritation de ces nerfs, et les moyens de révulsion devront être appliqués à la partie postérieure du cou, de façon à agir sur la moelle épinière, et, par celle-ci, sur le nerf sympathique, qui a sur l'œil une influence entièrement différente de celle du nerf trijumeau. Dans les cas de diarrhée, une influence sur les nerfs de l'intestin qui émergent de la partie moyenne de la région dorsale peut être obtenue par l'irritation de la peau de la zone transversale moyenne de la poitrine. Les ovaires et l'utérus exerçant une influence sur la nutrition des mamelles, et les glandes mammaires pouvant, à leur tour, agir sur les organes génitaux, l'irritation sera appliquée sur ces derniers organes quand nous désirons agir sur les premiers, *et vice versâ*. Dans l'aménorrhée, par exemple, divers modes d'irritation sur les mamelles peuvent faire survenir la menstruation.

2° Les espèces d'irritation qui produisent les effets les plus puissants s'obtiennent par un grand et soudain changement de température, que ce soit une élévation ou une diminution, ou par l'application d'un courant galvanique très-fort. Des irritations fréquentes, avec certains intervalles d'interruption, sont meilleures que des irritations permanentes.

3° La suppression de la cause d'irritation, quand une maladie est produite par une action réflexe, est naturellement le principal mode de traitement. Dans les cas de paralysie, d'anesthésie ou d'affections convulsives, etc., nous devons tâcher de trouver s'il y a une irritation de quelque nerf centripète et employer les moyens les plus énergiques pour la faire cesser. Mais je dois dire qu'il est parfaitement inutile d'amputer un membre ou une portion de membre, comme cela a été fait quelquefois, dans des cas d'affection convulsive

produite par une irritation externe. La section d'un nerf sera
aussi efficace, ainsi que l'ont prouvé nombre d'observations.
Peut-être même, comme je le démontrerai dans ma prochaine
leçon, un moyen plus simple devrait être employé.   '

4° Pressé par le temps, je me bornerai à ajouter, ici, que
dans les cas de congestion ou d'inflammation réflexe, dus à des
brûlures ou à la congélation, et, en général, dans les cas où
l'on doit éviter une influence réflexe, il est essentiel de diminuer la faculté réflexe de la moelle épinière et de l'encéphale.

« Tous les moyens de traitement dirigés contre les effets
réflexes de l'irritation d'un nerf peuvent être divisés en
deux groupes : moyens locaux, moyens généraux. Les premiers consistent dans l'application de révulsifs et de sédatifs,
dans la division, l'excision d'un nerf, etc. ; les seconds se
composent généralement de remèdes propres à diminuer la
puissance réflexe ou l'excitabilité morbide du nerf irrité.

« *Moyens locaux de traitement.* — De ces moyens, les
meilleurs théoriquement sont aussi les meilleurs d'après ce
que montrent un très-grand nombre de faits que j'ai recueillis. La section du nerf blessé ou irrité, entre l'encéphale ou
la moelle épinière, et la partie du nerf qui est altérée, est,
certes, l'un des plus importants moyens locaux de traitement. Il est à peine nécessaire de dire que, si cette opération
doit être faite, il faut la pratiquer le plus tôt possible, dans
les cas d'hydrophobie, de tétanos, d'épilepsie, de névralgie,
de paralysie réflexe, etc. Il est évident que, s'il y a une probabilité quelconque de persistance de la cause d'irritation,
après le temps nécessaire pour la réunion des bouts du nerf
divisé, on devra, au lieu d'une simple section, faire l'excision
d'un pouce ou deux du nerf, afin de retarder, sinon d'empêcher la réunion. Il n'est pas douteux que dans nombre de cas
(spécialement dans ceux dont la durée a déjà été longue), cette

opération ne réussit pas. L'insuccès, dans ces cas décourageants, dépend surtout de ce que l'altération de nutrition, produite par l'irritation d'un nerf, persiste assez souvent après la section, parce que le nerf, au moment de l'opération, est déjà atteint d'inflammation, entre l'endroit où on le coupe et les centres nerveux. Il serait prudent, conséquemment, d'exciser au moins un tout petit morceau du nerf pour s'assurer, par l'examen microscopique, s'il est enflammé à l'endroit de la section. Il va sans dire que, s'il en est ainsi, le nerf devra être coupé de nouveau, beaucoup plus haut et aussi près du centre cérébro-rachidien, qu'il sera possible de le faire sans danger.

« Il y a des cas dans lesquels, au lieu de couper un nerf, tout ce qui est nécessaire est de gagner quelques jours pour permettre à une plaie de se cicatriser. J'ai proposé, depuis plusieurs années déjà, d'employer, dans ces circonstances, un moyen bien simple, consistant à mettre à nu le nerf au-dessus de la blessure et à l'arroser goutte à goutte d'éther sulfurique. Cette opération, particulièrement si elle est répétée, rendra le nerf tout à fait incapable, au moins pendant un grand nombre de jours, de transmettre aux centres nerveux une irritation venant de la blessure primitive.

« L'amputation d'un membre ne doit jamais être pratiquée pour guérir l'épilepsie réflexe, le tétanos, etc.; à moins que cette opération ne soit nécessaire pour d'autres raisons que le traitement de la névrose.

« Dans l'hydrophobie, non-seulement il faut faire la section du nerf à une grande distance de la blessure, mais encore il est prudent d'exciser une partie aussi considérable que possible du nerf depuis cette section jusqu'à la morsure.

« Parmi les meilleurs moyens locaux de traitement, après la névrotomie, je mentionnerai les injections sous-cutanées de narcotiques, au-dessus de la plaie ou sur le nerf irrité, avec des applications de lotions ou de cataplasmes émollients et narcotiques, sur la plaie elle-même. J'ai obtenu la guérison dans des cas d'épilepsie, de chorée, de convulsions et de névralgie réflexes, par des injections sous-cutanées de narcotiques (1/2 grain de morphine associé à 1/60 de grain d'atropine).

« J'ai retiré quelque profit aussi, dans des cas d'épilepsie avec une aura périphérique distincte, d'applications de vésicatoires volants circulaires, en forme de bande annulaire, autour d'un membre ou d'un doigt.

« Des applications de glace, ou même d'un mélange congélateur, sur le point où un nerf est blessé ou irrité, peuvent suffire à faire cesser l'influence morbide exercée par l'irritation de ce nerf sur le centre nerveux ou un autre organe. Il importe donc de faire l'essai de ce procédé avant de couper un gros tronc nerveux.

« Le cautère actuel, chauffé au rouge-blanc, peut aussi être très-utile ; il peut être appliqué de façon à être très-peu douloureux, sans cesser d'être, peut-être, le meilleur des contre-irritants.

« Je n'ai pas besoin d'ajouter que les corps étrangers, les tumeurs névromatiques et autres, les cicatrices vicieuses, etc., donnant lieu à des affections réflexes, doivent être enlevés.

« *Moyens généraux de traitement.* — Les agents les plus puissants pour détruire l'excitabilité réflexe des centres nerveux sont : la belladone, le chanvre indien, l'aconit, l'ergot de seigle, la térébenthine et le bromure de potassium. Il est bon de rappeler que, dans un grand nombre de cas d'affection réflexe, les narcotiques les plus puissants, et particulièment l'opium, sont supportés à de très-hautes doses sans produire des effets toxiques.

« Je n'en dirai pas davantage en ce qui concerne le traite-

ment général; car, les règles varient selon l'espèce d'affection réflexe qu'il s'agit de traiter. »

*Influence directe des centres nerveux et des nerfs centri-
fuges sur la nutrition et la sécrétion.* — Je dirai seulement,
ici, que les mêmes phénomènes, que j'ai décrits jusqu'à présent comme ayant souvent lieu par des actions réflexes, peuvent se produire, aussi, comme conséquence d'une irritation directe des centres nerveux ou des nerfs centrifuges.
Les phénomènes dus à cette irritation *directe* ont été très-
souvent pris, par erreur, pour des conséquences de l'absence d'action des centres nerveux. Je signalerai seulement,
ici, la formation rapide des eschares, qu'on observe après
une fracture ou une luxation de la colonne vertébrale, et
la prompte modification de la sécrétion urinaire, dans des cas
du même genre. On peut citer comme montrant les effets
de l'irritation directe des nerfs centrifuges, un cas observé
par M. Hilton et publié par M. James Paget, bien qu'il y ait
probablement eu, dans ce cas, quelque influence indirecte des
centres nerveux. « Un homme, qui était traité à *Guy's Hospital*, pour une fracture de la partie inférieure du radius,
souffrait de la compression du nerf médian par suite d'une
production excessive d'os nouveau. Il y avait une ulcération
du pouce, de l'index et du médius qui résista à divers traitements et ne fut guérie qu'après que l'on eut lié le poignet de
façon à mettre le côté palmaire dans le relâchement et à faire,
ainsi, cesser la pression sur le nerf. Tant que cette position du
poignet fut maintenue, les ulcères s'améliorèrent et restèrent
en bon état ; mais, aussitôt qu'il fut permis à l'homme de faire
usage de sa main, la pression sur le nerf se renouvela et
l'ulcération revint dans les parties recevant des ramifications
de ce nerf (1). » Paget rapporte aussi un cas observé par

(1) *Lectures on surgical pathology*, vol. I, pp. 42-43.

Swan, qui a une grande analogie avec le précédent. Ces deux malades auraient pu être guéris presque immédiatement par la section des nerfs irrités.

J'ajouterai, en ce qui concerne l'influence d'une compression de la moelle épinière produisant des eschares au sacrum et d'autres changements morbides, que c'est principalement en excitant une contraction persistante dans les vaisseaux sanguins des parties dont la nutrition ou la sécrétion est altérée que cette cause d'irritation agit. Comme il arrive souvent que la mort, après une fracture ou une luxation de l'épine dorsale, est due aux eschares formées au sacrum, je crois devoir faire remarquer qu'un très-bon moyen pour faire dilater les vaisseaux sanguins consiste à épuiser l'irritabilité de leurs fibres par l'application, fréquemment répétée, de courants galvaniques puissants.

Influence de l'absence d'action du système nerveux sur la nutrition et la sécrétion. — Si j'en avais le temps, je démontrerais que la plupart des changements morbides qui ont été attribués à la paralysie ne lui appartiennent pas, mais qu'ils résultent de l'irritation des centres nerveux ou des nerfs, tandis que les effets résultant véritablement d'une paralysie ne proviennent que d'une façon indirecte de l'absence d'action nerveuse. Ainsi, par exemple, l'atrophie des muscles est principalement due à l'état de repos ; les changements dans une sécrétion sont causés par la dilatation paralytique des vaisseaux sanguins ; l'ulcération des doigts, chez les animaux, après la section des nerfs des membres, ne montre pas autre chose que l'effet de la compression et du frottement des ces parties sur un sol dur; l'ulcération et l'inflammation de l'œil, après la section du nerf trijumeau, sont dues principalement à des causes physiques (dessiccation de la cornée et de la conjonctive, action prolongée de la lumière, etc.). Tous ces effets de la paralysie peuvent être évités et l'ont été quelquefois.

D'autre part, si nous cherchons à découvrir quel est le pouvoir de cicatrisation et de réparation, dans des cas de paralysie non compliquée de l'irritation des nerfs, nous acquerrons la certitude, que des blessures, des brûlures et des fractures peuvent être guéries aussi facilement dans des parties paralysées que dans des parties saines. Ceci ressort d'expériences faites, il y a longtemps déjà, par sir B. Brodie (1), et des recherches que nous avons faites, depuis, en variant davantage le mode d'expérimentation (2).

On pourrait citer un grand nombre de faits pour prouver (comme dans ce qui précède) que, si l'influence du système nerveux est indirectement nécessaire ou, au moins, très-utile à la nutrition et à la sécrétion, il est certain, néanmoins, que tous les phénomènes de nutrition et de sécrétion peuvent persister quelque temps dans l'état normal, malgré la complète absence d'action du système nerveux sur les différents tissus.

Influence du système nerveux sur la chaleur animale. — Nous ne nous proposons pas, dans ces leçons, de traiter *ex professo* de cette influence; nous voulons seulement montrer quelle est la cause de la diminution ou de l'augmentation locale de température dans les parties paralysées. Mais, comme c'est principalement dans les maladies du pont de Varole et de la moelle allongée que ces changements locaux de température sont intéressants, au point de vue pratique, je remettrai à une autre leçon le développement de mes idées sur ce sujet. Je dirai, toutefois, dès à présent, que la

---

(1) Voir *Treatise on nervous diseases*, by J. Cooke, vol. I, 1820, pp. 130-133.
(2) *Experimental Researches applied to Physiol. and Pathol.* New-York, 1853, pp. 6 et 17.

température d'une partie superficielle du corps ou d'un membre entier dépend beaucoup de l'état du système nerveux central, et qu'il est possible de bien apprécier cet état par le degré de température des pieds, des mains, etc.

TROISIÈME LEÇON

DE L'ÉTIOLOGIE, DE LA NATURE ET DU TRAITEMENT DE L'ÉPI-
LEPSIE. — QUELQUES REMARQUES SUR PLUSIEURS AUTRES
AFFECTIONS DES CENTRES NERVEUX.

*Production artificielle d'une affection épileptiforme, chez
des animaux. — Influence de certaines lésions de la
moelle épinière, considérées comme cause de l'épilepsie
réelle. — Existence d'une aura epileptica non sentie
dans un grand nombre de cas. — Moyens de découvrir
l'existence d'une aura epileptica non sentie, et son point
de départ. — Siége et nature de l'épilepsie. — Principes
du traitement de cette affection. — Analogie entre l'épilepsie et un grand nombre d'autres affections nerveuses,
en ce qui concerne leur mode de production et leur traitement. — Cas curieux de convulsions et de folie, à l'appui de quelques opinions émises dans cette leçon.*

MESSIEURS,

Il est impossible, dans le cadre restreint d'une leçon, de
faire une étude complète de la grande variété de faits intéressants que l'on a l'occasion d'observer dans les graves affections
du centre cérébro-spinal dont je me propose de parler. Il me
faut donc, bien que je le regrette infiniment, me borner à
exposer brièvement quelques nouvelles idées qui méritent
peut-être l'attention des savants et des praticiens. Si donc je
ne mentionne ici que quelques-uns des faits principaux qui

m'ont conduit à ces idées, j'espère que l'on reconnaîtra que le temps seul m'a fait défaut, une seule leçon ne pouvant suffire à une exposition et à une démonstration complètes.

J'ai trouvé qu'une affection convulsive ressemblant beaucoup à l'épilepsie peut être produite chez les animaux. J'ai en effet constaté que quelques semaines après certaines lésions faites à la moelle épinière, dans la région dorsale ou lombaire, particulièrement chez les cochons d'Inde, des attaques convulsives ont lieu spontanément plusieurs fois par jour ou une fois, au moins, tous les deux ou trois jours. Le fait le plus intéressant qui ressort de ces investigations, c'est qu'il est possible de produire une attaque, quand nous le voulons, en pinçant simplement une certaine partie de la peau. Ces attaques consistent en convulsions cloniques de presque tous les muscles de la tête, du tronc et des membres, excepté pourtant les muscles qui sont paralysés. L'animal semble avoir perdu connaissance ou au moins la sensibilité; il y a un laryngisme évident, au commencement de l'attaque, et, quand elle a duré longtemps, il survient un état de stupeur et une répugnance excessive aux mouvements volontaires (1).

J'ai acquis la conviction qu'il n'y a qu'une certaine partie de la peau qui ait le pouvoir de produire l'attaque, et cette partie est celle qui couvre l'angle de la mâchoire inférieure et s'étend de là à l'œil, à l'oreille et presque jusqu'à l'épaule. Dans cette partie c'est la peau seulement dont l'irritation possède la faculté de causer l'attaque. Les troncs des trois nerfs

(1) Pour plus de détails, sur ce point et d'autres concernant l'épilepsie, dans cette leçon, voir mes « *Researches on Epilepsy*, etc. » Boston, 1857, et le *Journal de la Physiologie de l'homme et des animaux*, 1858, pp. 245 et 272.

qui envoient des filaments à cette partie de l'enveloppe cutanée peuvent être irrités, sans qu'il survienne de convulsions.

Lorsque la moelle épinière n'a été lésée que du côté droit,
c'est de ce côté seulement que la peau de la face et du cou a
le pouvoir de déterminer des attaques, et c'est à gauche qu'on
observe cette particularité, lorsque la lésion existe au côté
gauche de la moelle épinière. Si les deux côtés de ce centre
nerveux sont lésés, la face et le cou, des deux côtés, peuvent produire des attaques.

Ce n'est pas la douleur due à l'irritation de la peau qui
cause des convulsions; car j'ai reconnu que la sensibilité de
cette partie de la face et du cou n'est pas plus grande que
celle de la peau voisine. J'ai trouvé même qu'elle est très-
notablement moindre que celle de certaines parties de la
peau dans l'un des membres abdominaux. Il y a là, évidemment, une espèce particulière d'irritation partant des
ramifications cutanées de quelques nerfs centripètes, qui,
seules, possèdent le pouvoir de produire les convulsions épileptiformes observées chez les animaux dont la moelle épinière a été soumise à certaines lésions.

Il résulte des faits qui m'ont conduit aux assertions ci-
dessus (1) :

1° Que la moelle épinière, chez les animaux, peut être la
cause (je ne dis pas le *siége*) d'une affection épileptiforme ;

2° Qu'il y a une relation mystérieuse entre certaines parties de la moelle épinière et certaines parties de la peau de la
face et du cou ;

3° Que des convulsions épileptiformes peuvent être la con-

(1) Je dois dire à ceux de mes lecteurs qui n'ont pas assisté à mon cours,
que j'ai répété devant mon auditoire les principales expériences relatives à ce
sujet, ainsi qu'à d'autres sujets importants de mes leçons, de telle sorte que
mes *assertions* ont été très-souvent accompagnées d'une démonstration
expérimentale.

séquence constante de légères irritations de certains nerfs ;

4° Que le tronc d'un nerf peut n'avoir pas le pouvoir de produire des convulsions, tandis que ses ramifications cutanées possèdent ce pouvoir ;

5° Que, même quand une affection épileptiforme a sa *cause* première dans les centres nerveux, quelques filaments cutanés des nerfs, n'étant pas en relation directe avec les parties lésées de ces centres, ont le pouvoir de produire des convulsions, tandis que d'autres nerfs, même parmi ceux qui sont en relation directe avec ces centres, ne l'ont pas.

Chez l'homme, l'épilepsie présente très-fréquemment la plupart de ces particularités. En ce qui concerne la première, il ne peut être mis en doute qu'une maladie de la moelle épinière ou de ses membranes, aussi bien qu'une affection d'un nerf centripète quelconque, peut être la cause d'une épilepsie réelle, tout à fait semblable à celle qu'on appelle, par erreur, épilepsie idiopathique. Je renverrai, sur ce point, à des cas rapportés par Bonet, Lieutaud, Morgagni, Musel, Portal, Esquirol et un grand nombre d'autres excellents observateurs. L'étude attentive de ces cas démontre clairement que, dans un certain nombre d'entre eux, l'épilepsie a été véritablement engendrée par une maladie de la moelle épinière.

Je ne connais pas encore de cas, cependant, dans lequel on ait observé, chez l'homme, tout ce que j'ai constaté chez mes animaux épileptiques. Mais on n'a encore publié jusqu'ici, qu'un très-petit nombre de cas dans lesquels il y a eu, chez l'homme, une lésion identique, ou à peu près, à celle que je produis chez les animaux, pour les rendre épileptiques.

De plus, dans les cas où probablement cette lésion a existé, chez l'homme, ou bien nous ne savons pas ce que sont devenus les malades, ou bien ils sont morts avant l'époque où l'épilepsie se montre à la suite d'une plaie de la moelle épinière, chez les animaux. Mais nombre de cas ont été publiés, dans lesquels une irritation d'un point de la peau, ou d'un nerf centripète (même lorsque cette irritation n'était pas sentie), a produit des attaques d'épilepsie, de la même manière que l'excitation d'une partie de la peau en produit chez mes animaux.

J'ai recueilli un si grand nombre de faits, à cet égard, que l'analogie entre l'épilepsie chez l'homme et chez mes animaux semble être aussi grande que possible. Je puis ajouter que dans la plupart des cas d'épilepsie réelle et complète, aussi bien que dans les cas de simple vertige, il existe une irritation qui part d'un nerf centripète, et particulièrement de ses parties périphériques, soit dans la peau, soit dans les diverses membranes muqueuses. Il n'y a peut-être pas de médecin ayant pratiqué plusieurs années, qui n'ait vu des cas de cette sorte ; néanmoins, comme presque tous les auteurs qui ont écrit récemment sur l'épilepsie ont considéré ces cas comme tout spéciaux, je dois insister sur cette importante assertion, que même, dans ce qu'on appelle l'épilepsie idiopathique, on peut trouver une irritation partant de certains nerfs centripètes et causant les attaques. Il importe d'ajouter, aussi, qu'il n'y a pas de différence radicale entre les symptômes de l'épilepsie sympathique et ceux de l'épilepsie idiopathique.

Je veux, ici, laisser de côté tous les cas dans lesquels l'irritation évidente d'un nerf centripète a causé l'épilepsie, comme, par exemple, les cas de vers dans les intestins, dans les conduits biliaires ou dans le sinus frontal ; de calcul dans l'uretère, dans les conduits biliaires, etc. ; de corps étrangers dans l'oreille ou sous la peau ; de tumeur pressant sur des nerfs ; de dents cariées ; d'os nécrosés, etc. Mais il importe

6

de dire que, dans quelques cas, l'origine périphérique des attaques n'était pas douteuse, puisqu'il suffisait de presser sur une certaine partie de la peau pour produire un accès d'épilepsie (1). Dans d'autres cas, un courant d'air froid, l'application d'un courant galvanique à certaines parties de la peau, un son, une odeur, ou la vue d'une certaine couleur étaient toujours suivis d'une attaque.

Quand existe une *aura epileptica*, on remarque une grande variété dans les sensations éprouvées ; et ni leur nombre ni l'intensité de la douleur de ces sensations ne suffisent pour expliquer la production des convulsions. Il résulte d'un examen attentif d'un très-grand nombre de cas d'aura, qu'une irritation non sentie part, en même temps que la sensation qu'on appelle aura, d'un nerf centripète et que c'est cette irritation non perçue qui est la cause réelle de l'attaque épileptique. J'appelle cette irritation une aura *non sentie*, mais je crois qu'il serait bien de n'appeler aura epileptica, que cette irritation non perçue, de façon à la distinguer complétement des sensations vagues et très-variables qui l'accompagnent presque toujours. Il y a des faits prouvant qu'une aura non sentie peut exister sans être accompagnée d'une sensation quelconque, soit parce que le premier effet de l'irritation a été de faire perdre connaissance au malade, soit parce que l'irritation ne part pas de fibres nerveuses sensitives, mais de fibres nerveuses centripètes, douées seulement du pouvoir excito-moteur (2).

(1) Voir mes *Researches on Epilepsy*, pp. 31, 32, 38 et 48. Je pourrais ajouter plusieurs cas observés, par d'autres ou par moi, postérieurement à la publication de ce livre.

(2) Voir les cas curieux de Pontier, de J. Frank et de Henricus ab Heer, dans mes *Researches on Epilepsy*, p. 32. Quand les attaques sont produites par des vers, il arrive assez souvent qu'il n'y a aucune sensation accompagnant l'irritation non sentie qui cause les convulsions.

Il est très-important, pour le traitement, de découvrir s'il y a une aura non sentie et quel est son point de départ. Il est nécessaire, conséquemment, d'explorer avec soin l'état de tous les organes.

Si l'aura non sentie part de certaines parties de la peau ou de quelque organe non profondément situé, comme le testicule, ou de quelque partie de muqueuse, voisine de la peau, on trouve que les muscles voisins du point de départ de l'aura sont le siége des premières contractions ou des plus violentes ou, enfin, de celles qui durent le plus. Si les personnes qui ont été témoins de l'attaque ne peuvent fournir d'indications à cet égard, il sera bien d'essayer l'application d'un courant galvanique très-puissant, avec des conducteurs secs, sur les différentes parties de la peau, lorsque le malade est sous l'imminence d'une attaque. Par ce moyen, j'ai reconnu deux fois, d'une façon certaine, le point de départ d'une aura non sentie, l'attaque ayant été produite par la galvanisation de certaines parties de la peau. Il va sans dire que dans un grand nombre de cas ce moyen de diagnostic ne pourrait pas être employé ou ne devrait pas l'être.

Un autre moyen, et le meilleur (dans les cas où il ne s'agit que des membres) pour découvrir l'existence d'une aura non sentie, consiste dans l'application d'une ligature, sur chacun des quatre membres alternativement. Supposons un cas d'épilepsie dans lequel les attaques sont fréquentes, et viennent à époques à peu près fixes, ou après des symptômes avant-coureurs, de telle sorte qu'on puisse prévoir, exactement ou à peu près, quand une attaque va avoir lieu. Lorsque l'imminence existe, on applique une ligature très-serrée autour d'un membre ou de deux. Si l'attaque ne survient pas, il est extrêmement probable que les accès antérieurs avaient été causés par l'irritation d'une aura non sentie provenant de la partie ligaturée ; si, au contraire, l'attaque a lieu, la ligature devra être appliquée successivement sur les autres membres, dans des circonstances analogues. Je regrette de ne pouvoir donner ici plus de détails à cet égard, mais je pense qu'il sera aisé de comprendre comment on peut rechercher, par un moyen de ce genre, si une aura vient de tel ou tel membre ou de telle ou telle partie d'un membre, d'un orteil, d'un doigt, etc.

Même dans les cas où l'épilepsie est due à une maladie de l'encéphale, la cause des attaques peut avoir son point de départ dans quelques parties de la peau, et alors, en empêchant le passage de l'aura, on peut prévenir les attaques. Je connais quatre cas de cette sorte, dans trois desquels la maladie consistait en une tumeur du cerveau. Chez mes animaux la même chose existe. Bien que l'altération de la moelle épinière, cause première de l'épilepsie, persiste, cette affection, autant que j'ai pu en juger, cesse quand l'aura est interrompue par la section des nerfs qui vont à la peau du cou et de la face. L'aura peut provenir d'une partie quelconque d'un nerf centripète, et il n'y a pas de doute que, dans les cas où elle est due à une lésion dans les centres nerveux, cette partie varie avec le siége de la lésion.

On voit, par un grand nombre de cas, dans lesquels on a réussi, par divers moyens, à empêcher la propagation de l'aura jusqu'à l'encéphale, que l'attaque est très-souvent due à une simple irritation externe. Les applications de ligature, les sections de nerfs, les amputations, etc., agissent de cette façon. On en pourrait dire autant de l'*élongation* des premiers muscles convulsés et aussi, jusqu'à un certain point, de divers moyens de révulsion, tels que la cautérisation, les ventouses, les vésicatoires, etc., bien que le principal mode d'action consiste alors à produire, par une action réflexe, un changement dans la nutrition des centres nerveux et des nerfs qui servent à la transmission de l'aura.

L'épilepsie semble consister essentiellement dans un accroissement d'excitabilité réflexe de certaines parties de l'axe cérébro-spinal et dans la perte du contrôle que, dans les conditions normales, la volonté possède sur la faculté réflexe. La base de l'encéphale et, spécialement, la moelle allongée, est le siége le plus fréquent de cet accroissement d'excitabilité réflexe, d'où il suit que cette partie du centre nerveux est le siége ordinaire de l'épilepsie. Le trouble dans les fonctions des lobes cérébraux, pendant et immédiatement après une attaque, et dans les périodes inter-paroxysmales, est principalement dû aux modifications qui ont lieu dans ces parties pendant les attaques.

On peut maintenant expliquer aisément cette coïncidence, jusqu'à présent mystérieuse, de la perte de connaissance, ou, en d'autres termes, de l'abolition de fonction des lobes cérébraux, avec une augmentation d'action de la base de l'encéphale, dans une attaque complète d'épilepsie. En effet, je crois avoir démontré que la même cause qui produit les premières convulsions dans quelques muscles du cou, de l'œil, du larynx et de la face, produit aussi une contraction des vaisseaux sanguins des lobes cérébraux, contraction qui est nécessairement suivie de la perte de connaissance. Je suis heureux de constater que deux très-habiles expérimentateurs allemands, MM. Kussmaul et Tenner (1), conduits par des expériences, à plusieurs égards, différentes des miennes, sont arrivés à une explication presque identique à la mienne sur ce point particulier.

(1) *Untersuchungen zur Naturlehre*, etc., de Moleschott, vol. III, partie première, 1857. Je dois dire que j'avais publié l'explication ci-dessus avant ces ingénieux physiologistes ; mais ils y sont arrivés d'une manière tout à fait indépendante, et peu de temps après moi.

En passant en revue les principaux phénomènes d'une attaque complète d'épilepsie, nous trouvons qu'ils forment une série de causes et d'effets successifs, comme on le voit dans le tableau suivant :

CAUSES.	EFFETS.
1. Excitation de certains points de la partie excito-motrice du centre nerveux.	1. Contraction des vaisseaux sanguins des lobes cérébraux et de la face ; spasme de quelques muscles de l'œil et de la face.
2. Contraction des vaisseaux sanguins des lobes cérébraux.	2. Perte de connaissance et accumulation de sang à la base de l'encéphale.
3. Extension de la première excitation due en partie, à l'accumulation du sang à la base de l'encéphale.	3. Contraction tonique des muscles expirateurs du larynx, du cou et du thorax (*Laryngismus* et *Trachelismus*).
4. Contraction tonique des muscles expirateurs dans le larynx et le thorax.	4. Cri et suspension de la respiration.
5. Extension plus considérable de la première excitation du centre nerveux.	5. Extension des contractions toniques à la plus grande partie des muscles du tronc et des membres.
6. Perte de connaissance et contractions toniques dans le tronc et les membres.	6. Chute.
7. Laryngisme, trachelisme et contraction tonique des muscles thoraciques.	7. Asphyxie, avec obstacle au retour du sang veineux de la tête et de la cavité spinale.
8. Asphyxie et accumulation du sang noir dans l'encéphale et dans la moelle épinière.	8. *Convulsions cloniques* partout ; contraction des intestins, de la vessie, de l'utérus ; érection ; augmentation de plusieurs sécrétions ; efforts d'inspiration.
9. Épuisement de la puissance nerveuse en général et surtout de l'excitabilité réflexe, excepté pour la respiration, qui redevient graduellement normale.	9. Fin des convulsions ; coma ou lourd sommeil après lequel il existe une extrême fatigue et de la céphalalgie.

Je n'ai pas besoin de dire que ce tableau ne montre que la filiation la plus fréquente des phénomènes et qu'il y a de grandes différences à l'égard des premiers symptômes. Les admirables recherches de Marshall-Hall ont montré l'importance du laryngisme et du trachélisme, considérés comme causes des phénomènes épileptiformes. J'ajouterai seulement que l'asphyxie, qui a une si grande part dans les phénomènes de l'épilepsie et dans ses conséquences les plus graves, ne dépend pas uniquement de l'état du larynx, mais aussi de celui du thorax, et que non-seulement le sang ne peut pas revenir de la tête, par suite du trachélisme, mais encore qu'il ne peut pas rentrer dans le thorax, à son retour du canal spinal ou de la cavité crânienne, à cause de la contraction tonique qui arrête les mouvements respiratoires. En outre, les bronches elles-mêmes sont souvent contractées, et toutes ces causes coexistent avec une augmentation de production d'acide carbonique et un changement dans la circulation de l'encéphale, avec accumulation du sang à la base de ce centre nerveux et dans le canal rachidien.

A l'égard du traitement de l'épilepsie, je dirai seulement que la principale règle est de chercher si la maladie a une cause périphérique, c'est-à-dire s'il y a une irritation provenant d'un point quelconque d'un nerf centripète et agissant sur les centres nerveux. Si l'on a reconnu l'existence de cette irritation, il faut l'empêcher de se propager jusqu'à ces centres, lorsqu'on ne peut en détruire la cause. Je crois devoir répéter que l'on trouvera une cause de ce genre, beaucoup plus souvent qu'on ne le suppose.

Les meilleurs moyens contre l'accroissement d'excitabilité d'une partie des centres nerveux sont assurément les modificateurs puissants de la nutrition, à savoir, la cautérisation de la nuque à l'aide du moxa ou du fer rouge, moyens qui, je le regrette, sont trop peu employés par les praticiens.

D'autres affections présentent très-souvent, à l'égard de leur mode de production, les particularités caractéristiques que je viens de signaler comme appartenant souvent à l'épilepsie. Si j'en avais le temps, je pourrais rapporter un très-grand nombre de faits pour prouver que, beaucoup plus fréquemment qu'on ne l'imagine, les différentes formes de folie, de vertige, d'hallucination et d'illusion, comme aussi l'extase, la catalepsie, l'hystérie, la chorée, l'hydrophobie, le tétanos, les crampes locales et même la paralysie générale des aliénés peuvent être attribués à des irritations à peine ou nullement senties, partant d'un nerf centripète, et que la suppression de ces irritations peut guérir promptement le malade exactement comme dans les cas d'épilepsie (*). Au lieu de donner, ici, une description de cette sorte d'affection, je citerai une observation, pleine d'intérêt, que je dois à l'obligeance de M. Campbell de Morgan. Elle lui avait été communiquée par feu M. Standert, de Taunton, qui, au dire de M. de Morgan, était un des penseurs les plus ingénieux, et l'un des meilleurs chirurgiens de son temps.

Observation. — « En se levant, un matin, un jeune garçon de 14 ans se mit à faire un grand tapage dans sa chambre ; le père, accourant pour en connaître la cause, trouva son fils en chemise, violemment agité, parlant d'une façon incohérente et mettant les meubles en pièces. M. X. prit son fils dans ses bras et le plaça sur le lit, où il se calma tout à coup et ne parut pas avoir conscience de ce qu'il avait fait. Il dit qu'en sortant du lit, *il avait senti quelque chose d'étrange*, mais qu'il était très-bien, et qu'il devait avoir eu un rêve

---

(*) On trouvera la démonstration de ce mode d'origine des névroses dans un des appendices suivants, où je donne un extrait d'un article publié par M. Brown-Séquard, dans le *System of Surgery*, edited by J. Holmes.

effrayant, bien qu'il ne pût s'en souvenir. On m'envoya
immédiatement chercher, et, en attendant mon arrivée,
l'enfant fut tenu au lit. Environ 5 heures plus tard, je trouvai l'enfant couché, faisant une lecture amusante. Il avait la
langue propre et le pouls régulier ; sa physionomie était
calme et même enjouée ; il me dit qu'il était tout à fait
bien et qu'il désirait se lever ; mais que son père lui avait
ordonné de rester au lit jusqu'à ce que je l'eusse vu. Avant
d'entrer dans la chambre, j'avais été informé qu'on n'avait
jamais entendu l'enfant se plaindre de rêves pénibles ; que
jamais on ne l'avait vu se promener pendant le sommeil ;
qu'il n'avait jamais présenté de symptômes d'épilepsie ; enfin
que sa santé générale avait toujours été bonne et toutes ses
fonctions régulières. Ne trouvant chez le malade aucune
maladie apparente et sachant qu'il avait mangé de bon
appétit et sans mauvais effet son déjeuner habituel, je l'en-
gageai à se lever. Il s'assit sur son lit et mit ses bas ; *mais,
lorsqu'il posa les pieds sur le plancher, essayant de se tenir debout, sa contenance changea immédiatement ; sa
mâchoire fut prise de violentes convulsions* et il était sur le
point de se précipiter en avant, quand je le saisis et le
poussai sur le lit. Il se calma tout à coup, parut surpris
et demanda ce qu'il y avait. Il m'assura, de nouveau,
qu'il n'avait pas éprouvé de douleur ; qu'il avait bien dormi,
mais qu'il avait senti *quelque chose d'étrange,* en se mettant debout. J'appris, en le questionnant, que, la veille,
il était allé à la pêche, et qu'ayant engagé sa ligne, il
avait ôté ses souliers et ses bas et qu'il était entré dans la
rivière pour la dégager ; mais il ajouta qu'il ne s'était ni
coupé ni égratigné les pieds et qu'il ne lui était arrivé aucun
accident. Pour éclaircir ce point, je lui fis retirer ses bas et
j'examinai les jambes avec soin. On n'y voyait ni égrati-

gnure ni lésion d'aucune sorte ; *pourtant, lorsque je saisis, à l'aide de mon pouce et d'un de mes doigts, le gros orteil droit, pour examiner la plante du pied, la jambe se retira et les muscles des mâchoires furent soudainement convulsés ; mais, dès que je relâchai l'orteil, ces effets cessèrent.* J'examinai, alors, soigneusement l'orteil. L'ongle était en parfait état ; il n'y avait pas trace de gonflement, ni rougeur dans les parties environnantes ; ni sensation de douleur ou de malaise, même alors que je comprimais latéralement le pouce, et que, le tenant de cette façon, je le faisais mouvoir dans tous les sens ; mais à la pulpe du gros orteil, près du point central des lignes concentriques de la peau, il y avait une très-petite élévation, comme si un petit morceau de gravier, plus petit qu'une tête d'épingle, s'y fût trouvé enfermé sous l'épiderme. Il n'y avait pas la moindre rougeur à cet endroit ; aucune sensation, aucun effet, ne se produisirent lorsque je passai mon doigt sur la surface ; mais *quand je comprimai cette partie, même avec beaucoup de précaution, contre l'ongle, entre mon pouce et mon index, une légère convulsion eut lieu de suite.*

Je demandai au malade si quelque chose le piquait ; il dit que non ; mais il ajouta qu'il sentait *quelque chose de très-étrange.* En examinant très-attentivement la partie avec une loupe, on ne pouvait distinguer ni égratignure ni piqûre de l'épiderme. A l'aide d'une paire de ciseaux j'enlevai la très-petite partie formant l'éminence, mais l'incision fut à peine assez profonde pour mettre à nu le derme. Je m'attendais à trouver, dans le morceau d'épiderme excisé, la pointe d'une épine ou un grain de sable, mais je ne pus rien découvrir. Je pressai alors le pouce dans toutes les directions, *la sensation étrange avait disparu et ne revint plus.*

Je ne sache pas qu'aucun membre de la famille du malade ait jamais été en traitement pour la folie ; mais deux de ses oncles et, je crois, une de ses tantes, s'étaient suicidés, et le malade lui-même, un grand nombre d'années après, fut « trouvé noyé », selon la déclaration circonspecte du juge chargé de l'enquête.

APPENDICES

APPENDICE PREMIER [1]

Malgré les nombreuses discussions qui se sont élevées entre les médecins au sujet du premier phénomène qui se produit dans une attaque d'épilepsie, nous en sommes encore à savoir quel est celui de ces phénomènes qui apparaît le plus fréquemment le premier. Est-ce la pâleur de la face, comme le professeur Trousseau et d'autres médecins le croient? Est-ce un spasme du larynx, comme Marshall-Hall l'admettait? Est-ce la perte de connaissance? Sans aucun doute, la priorité d'apparition doit généralement appartenir à l'un ou à l'autre de ces phénomènes ; mais nous ne savons pas, je le répète, quel est celui qui le plus communément commence la scène morbide. Habituellement ils se produisent simultanément; mais, dans quelques cas, ils manquent entièrement ou ne se présentent qu'après d'autres phénomènes.

Parmi les plus intéressants des symptômes qui se montrent d'ordinaire au début de l'attaque, se trouve la pâleur de la face. Delasiauve (*Traité de l'Épilepsie*, 1854, pp. 56, 60, 66, 77) la considère comme très-fréquente dans toutes les espèces d'attaques, depuis le plus léger degré de ver-

(1) Cet appendice est extrait de l'ouvrage de M. Brown-Séquard, intitulé : *Researches on Epilepsy : its artificial production in animals, and its etiology, nature and treatment in man.* Boston, 1856-57, p. 61 et suiv.

tige épileptique jusqu'à la crise épileptique la plus complète. Trousseau et Bland Radcliffe (*London Medical Times
and Gazette, March*, 1856, pp. 303-304) inclinent à penser que ce symptôme est constant et se montre toujours le
premier.

La pâleur du visage n'a pas été expliquée jusqu'ici. Je la
considère comme un phénomène très-intéressant, parce qu'il
conduit à une explication très-probable de la perte de connaissance dans l'épilepsie. Après que le professeur Cl. Bernard eut découvert que la section du nerf sympathique cervical est suivie d'une dilatation des vaisseaux sanguins de la
face, je trouvai que la galvanisation de ce nerf détermine une
contraction des vaisseaux sanguins, et j'expliquai les faits
découverts par l'éminent physiologiste français et par moi-
même, en considérant le sympathique comme le nerf moteur
des vaisseaux sanguins de la face. Je trouvai aussi que les
branches du nerf sympathique qui animent les vaisseaux
sanguins de la face, sortent de la moelle épinière avec les
branches du même nerf allant à l'iris. (Voyez le *Medical
Examiner*, août 1852, p. 489, et mes *Exper. Researches
in Physiol. and Pathol.*, p. 9-10 et p. 75.) La théorie que
j'ai émise a été presque universellement admise, et j'en re-
parle ici parce qu'elle nous fournit un moyen facile d'expliquer la pâleur de la face dans l'épilepsie.

Quand l'excitation qui donne lieu à l'attaque se produit
dans la moelle épinière et à la base de l'encéphale, les fibres
nerveuses qui vont à la tête sont excitées et déterminent
une contraction des vaisseaux sanguins de la face. Cette
contraction expulse le sang, et, par suite, la face devient
pâle.

Il se produit très-souvent un autre effet dépendant des
fibres nerveuses du sympathique cervical : c'est la dilatation

de la pupille ; mais le contraire peut avoir lieu, et l'on voit quelquefois la pupille se contracter au lieu de se dilater. Le resserrement pupillaire s'explique aisément, en admettant que, lorsqu'il a lieu, l'excitation, dans les centres nerveux, s'opère au voisinage de l'origine de la troisième ou de la cinquième paire de nerfs, et non près de l'origine du nerf sympathique cervical, comme c'est le cas quand la pupille se dilate. La pâleur de la face et la dilatation de la pupille ne tardent pas à disparaître, principalement à cause de l'état d'asphyxie, et par suite de l'obstacle qu'éprouve la circulation veineuse dans la tête. Cet obstacle au retour du sang de la tête n'est pas seulement produit par la contraction des muscles du cou, comme Marshall-Hall semble le penser, mais aussi par l'état du thorax. Souvent, en effet, on constate, parmi les premiers symptômes de l'attaque et comme cause des cris que pousse parfois l'épileptique, un spasme des muscles du larynx et une contraction des muscles expirateurs, et le docteur J. Russell Reynolds (*The Diagnosis of Diseases of the Brain*, 1855, p. 76) dit qu'il a observé beaucoup de cas dans lesquels les muscles du cou étaient complétement relâchés, bien qu'il existât une coloration foncée de la face et une teinte plombée du corps en général.

Parmi les premiers symptômes d'un accès d'épilepsie, et comme cause des cris, il faut signaler le spasme des muscles du larynx et une contraction des muscles expirateurs. Cette contraction des muscles du thorax agit sur le cœur de manière à diminuer la force de ses battements (comme l'attestent les expériences de E. Weber et d'autres physiologistes) et à gêner la circulation veineuse. Bien que comprimé et ne pouvant battre librement, le cœur, cependant, recouvre promptement une grande apparence de force, ce qui

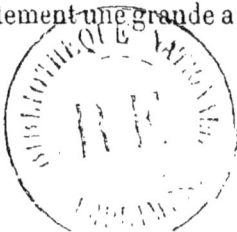

7

s'explique par ce fait que le sang, perdant son oxygène et
devenant noir, c'est-à-dire chargé d'acide carbonique, agit
comme un excitant puissant sur l'organe central de la circulation, et y détermine même des palpitations quelquefois
très-violentes. Néanmoins, le pouls reste assez souvent faible, parce que la quantité de sang que le cœur envoie dans
les artères est moindre qu'à l'ordinaire, en partie à cause de
l'obstacle à la circulation veineuse.

Au commencement d'une attaque d'épilepsie, alors
qu'il se produit de l'irritation dans la région d'où proviennent les branches du nerf grand sympathique qui vont aux
vaisseaux de la face, je crois qu'il s'en produit aussi à
l'origine des branches de ce nerf, ou d'autres nerfs, qui vont
aux vaisseaux sanguins des lobes cérébraux. Une contraction a lieu alors dans ces vaisseaux sanguins et, particulièrement, dans les petites artères; le sang est expulsé du
cerveau par cette contraction, et cet organe perd subitement ses fonctions, exactement comme dans une syncope
complète.

Maintenant, comme il a été bien prouvé par les recherches
de Kellie, d'Abercrombie, de John Reid, de Henle et de
Foltz, que la quantité de liquide dans la cavité crânio-spinale ne peut pas changer soudainement, il en résulte que,
s'il y a moins de sang dans les lobes cérébraux, il y en a
nécessairement davantage à la base de l'encéphale et dans la
moelle épinière. A cause du trouble dont la fonction respira-
toire est atteinte, le sang qui arrive à l'encéphale, de même
qu'aux autres parties du corps, ne contient que très-peu
d'oxygène et est, au contraire, très-chargé d'acide carbonique, de sorte que la grande quantité de ce liquide, accu-
mulée à la base de l'encéphale (bulbe rachidien, pont de
Varole, tubercules quadrijumeaux, etc.) et dans la moelle

épinière possède, à un très-haut degré, la faculté que mes expériences montrent comme existant dans un sang de cette composition, c'est-à-dire la puissance d'engendrer des convulsions. Il se peut, comme Henle l'a supposé, que la base de l'encéphale soit aussi excitée à produire des convulsions par suite de la pression mécanique qu'y exerce le sang accumulé. La moelle épinière aussi, dans toute sa longueur, est alors excitée à produire des convulsions par le sang irritant qui y circule.

Je fonde sur les considérations suivantes les opinions que je viens d'émettre :

1° Il est certain qu'au commencement d'une attaque complète d'épilepsie, il existe une irritation des parties des centres nerveux d'où émergent les fibres nerveuses des vaisseaux sanguins du cerveau, et il y a, conséquemment, une cause manifeste de contraction de ces vaisseaux. Le professeur Cl. Bernard (*Mémoires de la Société de biologie pour 1853*, p. 94) a trouvé que, lorsque le nerf grand sympathique cervical est coupé d'un côté, la température de la moitié correspondante du cerveau est augmentée. J'ai démontré ailleurs que cette élévation de température dépend de la circulation d'une plus grande quantité de sang par suite de la dilatation paralytique des vaisseaux sanguins. Des expériences de Donders et de son élève Van der Bake Callenfells ont démontré l'influence du sympathique sur les artères de la pie-mère (voir Donders, *Physiologie des Menschen*. Leipzig, 1856, pp. 138, 140) : ils ont vu ces artères se contracter quand le sympathique était excité.

2° J'ai déjà dit que je considère comme réflexes les convulsions de l'épilepsie, qu'elles soient provoquées par une excitation partant des centres ou de la périphérie du système nerveux. Les contractions des vaisseaux sanguins du cerveau et de la face dans une attaque d'épilepsie sont également réflexes. J'ai prouvé ailleurs (voir mon livre : *Experim. Researches applied to Physiol. and Pathol.*, 1853, p. 34) que les vaisseaux sanguins peuvent, aussi bien que les muscles, se contracter par une action réflexe. Dans des expériences faites en 1851, avec mon ami le docteur Tholozan, professeur à l'École du *Val-de-Grâce*, nous avons trouvé que les vaisseaux sanguins d'une main se contractent par action réflexe quand les nerfs sensitifs de l'autre main sont excités par de l'eau à la température de zéro. Schff (*Comptes rendus de l'Académie des sciences*, vol. XXXIX, 1854, p. 509), Donders (ouvr. cité, p. 139), moi-même et, plus récemment, Vulpian (*Gazette médicale de Paris*, 1857, p. 18), nous avons trouvé que les vaisseaux sanguins de l'oreille, chez les lapins, se contractent par action réflexe quand le bout central du nerf auriculaire divisé est excité. J'ai trouvé, en outre, que les nerfs splanchniques et d'autres branches du sympathique exercent une action réflexe sur les vaisseaux sanguins du cœur. (Voir mon Mémoire sur la *Physiologie et la Pathol. des capsules surrénales*, in *Archives de Médec.*, octobre et novembre 1856.) Tous ces faits mettent hors de doute que les vaisseaux sanguins peuvent, aussi bien que les muscles de la vie animale, se contracter par une action réflexe. En conséquence, dans une attaque d'épilepsie, les vaisseaux sanguins des lobes cérébraux et de la face, ainsi que les muscles du cou, du larynx, etc., peuvent se contracter par une action réflexe, soit isolément, soit en même temps.

3° Dire qu'une explication est bonne parce que nous n'en connaissons pas d'autres, est une argumentation qui a très-rarement de valeur en matière scientifique ; mais quand l'explication est extrêmement probable, comme c'est le cas pour ma théorie de la perte de la connaissance dans l'épilepsie, l'absence de tout autre essai d'explication des phénomènes observés, est assurément un argument d'une valeur réelle. Cette absence est complète, car je ne puis tenir compte de quelques idées purement théoriques contre lesquelles s'élèvent de nombreux faits.

4° On pourrait objecter à l'explication que je propose, que la perte de connaissance est trop rapide pour être due à une contraction de vaisseaux sanguins. Il y a un fait qui répond péremptoirement à cette objection : c'est que, lorsque le nerf sympathique cervical est excité par un courant électro-magnétique puissant, la contraction des vaisseaux sanguins de la face et, surtout, de ceux de l'oreille, est presque immédiate et tellement considérable, que beaucoup de petites artères semblent expulser complétement leur contenu. De plus, chacun sait que même une diminution dans la quantité de sang envoyée normalement à la tête suffit, dans la syncope, pour produire une perte immédiate de connaissance; *à fortiori,* doit-il en être ainsi, lorsque les fibres nerveuses, excitées dans les centres nerveux, produisent une contraction dans les vaisseaux sanguins des lobes cérébraux.

5° Comme nous voyons les vaisseaux sanguins de la face, après une contraction d'une très-courte durée, se dilater et devenir turgescents, on pourrait supposer que les mêmes phénomènes ont lieu dans les vaisseaux sanguins des lobes cérébraux, et demander pourquoi, dans ce cas, il n'y a pas de retour de la connaissance quand le sang revient dans les vaisseaux dilatés. A cela, je répondrai qu'il est probable que les vaisseaux sanguins cérébraux se dilatent, comme ceux de la face; mais que, lorsque cette dilatation a lieu, le sang qui arrive au cerveau ne contient pas assez d'oxygène et est chargé de trop d'acide carbonique pour pouvoir régénérer la fonction perdue de cet organe. C'est seulement quand la respiration est redevenue presque complétement libre que les fonctions du cerveau se rétablissent.

6° On pourrait objecter aussi que ma théorie n'explique pas pourquoi les fibres nerveuses allant aux vaisseaux sanguins des lobes cérébraux sont excitées, tandis que celles des vaisseaux sanguins de la base de l'encéphale ne le sont pas : la théorie n'a nul besoin d'expliquer cette différence. Ce sont des faits évidents que, pendant une attaque d'épilepsie, l'activité du cerveau est supprimée, tandis qu'au contraire, l'activité de la base de l'encéphale est considérablement augmentée. Je puis, d'ailleurs, ajouter que, si les vaisseaux sanguins de la base de l'encéphale ne sont pas excités à se contracter, c'est, selon toute probabilité, parce que leurs nerfs ont une origine différente de ceux qui se distribuent aux vaisseaux sanguins des lobes cérébraux. Nous savons que les nerfs qui vont à certains muscles sont excités au commencement d'une attaque, tandis que d'autres ne le sont pas ; nous pouvons donc comprendre aisément que la même chose existe pour les nerfs des divers vaisseaux sanguins encéphaliques.

7° En ce qui concerne l'influence du sang chargé d'acide carbonique sur les centres nerveux, je renverrai le lecteur à mon ouvrage, souvent cité (p. 80 et de 101 à 124), me bornant à dire, ici, que l'injection de sang chargé d'acide carbonique, dans les carotides ou dans les artères vertébrales, cause immédiatement des convulsions épileptiformes.

8° On pourrait objecter encore que les vaisseaux sanguins de la base de l'encéphale et de la moelle épinière doivent être excités à se contracter après que l'attaque a duré quelque temps, par deux raisons : 1° parce que toutes les parties de l'axe cérébro-spinal excitées par le sang chargé d'acide carbonique qu'elles contiennent, et que, conséquemment, les nerfs des vaisseaux sanguins de la base de l'encéphale, qui prennent leur origine dans l'une des parties de cet axe, doivent être soumis, comme les autres nerfs, à cette cause d'excitation ; 2° parce que le sang qui parcourt les vaisseaux encéphaliques étant fortement chargé d'acide carbonique, doit exciter directement les fibres musculaires lisses de ces vaisseaux. Si ces vaisseaux sanguins se contractent, que ce soit sous l'influence de la première ou de la seconde cause, ou bien sous l'influence des deux causes à la fois, l'attaque devrait diminuer tout à coup. Mais, en premier lieu, il est probable que les vaisseaux sanguins se contractent irrégulièrement, les uns à un certain moment, les autres à un autre moment. En second lieu, le sang chargé d'acide carbonique, après sa première influence, qui consiste en une excitation, en possède une seconde qui detruit la contractilité de la couche musculaire des vaisseaux sanguins. En troisième lieu, l'obstacle au retour du sang veineux peut produire une telle dilatation mécanique des vaisseaux que la contraction des fibres musculaires soit rendue impossible, comme c'est le cas pour le cœur, quand ses cavités sont trop pleines.

9° S'il y a des contractions dans les vaisseaux sanguins des lobes cérébraux, comme il y en a dans les muscles de la vie animale, au commencement d'une attaque, il est très-facile d'expliquer la variété des symptômes cérébraux sensoriels de l'épilepsie. De même qu'il y a *certains muscles* du cou, du larynx, etc., qui se contractent, tandis que d'autres restent relâchés, de même nous pouvons admettre que *certains vaisseaux sanguins* se contractent seuls dans les lobes cérébraux ou dans les parties nerveuses des organes des sens. Il peut conséquemment exister alors un simple trouble, une di-

minution ou une perte de l'un ou de plusieurs des sens ou
des facultés intellectuelles, pendant que la connaissance persiste plus ou moins entière ou disparaît complétement.

10° Il est bien connu que la compression des artères carotides arrête, parfois, une attaque d'épilepsie. Des cas de ce
genre ont été mentionnés par Liston, Earl , Albers, etc. La
même opération sur certains animaux et, particulièrement,
sur des lapins en bonne santé, est quelquefois suffisante pour
produire des convulsions, de telle façon que nous nous trouvons amené à cette question : Comment la même circonstance
peut-elle, dans un cas, causer des convulsions et, dans un
autre cas, les diminuer ou les faire cesser? Ma théorie peut
donner une explication de cette opposition apparente. Des
changements dans la quantité de fluide dans la cavité crânio-
spinale ne peuvent pas avoir lieu subitement, et, s'il y a une
diminution considérable dans la quantité de sang qui entre
dans cette cavité, comme c'est le cas lorsque les carotides sont
comprimées, il y a nécessairement une diminution correspondante dans la quantité qui en sort. Le sang, qui se rend
à l'encéphale par les artères vertébrales, ayant à remplir un
plus grand espace, circule plus lentement et se charge beaucoup plus d'acide carbonique; en outre, il fournit beaucoup
moins d'oxygène à l'encéphale, de telle sorte que, si la compression des carotides est faite sur des animaux en bonne
santé, elle cause des convulsions exactement comme l'injection dans les artères carotides de sang très-chargé de cet acide.

De même, si la compression de ces artères est faite sur un
homme, pendant une attaque d'épilepsie, il y a habituellement un accroissement momentané dans l'intensité de l'attaque et, quelquefois, après une ou deux minutes, rarement
plus tôt, une diminution dans la violence des convulsions et,
dans quelques cas, une cessation complète de ces contractions.

Ceux qui ont observé ce qui se passe chez les animaux que l'on asphyxie, ont remarqué qu'après de violents efforts convulsifs, bien que le sang continue de se charger de plus en plus d'acide carbonique, il y a diminution des convulsions et, à la fin, plus rien que de rares efforts respiratoires. L'acide carbonique, après avoir excité les propriétés vitales du système nerveux, semble les détruire ensuite graduellement, en permettant, néanmoins, pendant un certain temps, la production de mouvements respiratoires. La compression des carotides chez les épileptiques, pendant une attaque, produit un état d'asphyxie plus grand que celui qui existait déjà, et conséquemment, diminue tellement les propriétés vitales qu'il n'y a plus de convulsions. La respiration ayant lieu alors (1) et les vaisseaux sanguins du cerveau se relàchant, tout l'encéphale reçoit bientôt plus de sang oxygéné, et le malade revient à lui plus vite, mais de la même façon et par les mêmes causes que lorsque la compression de la carotide n'a pas été employée dans une attaque.

La théorie, à laquelle j'ai été conduit par l'examen attentif des phénomènes de l'épilepsie, n'est en opposition avec aucun des faits que je connais à l'égard de cette affection, et je pourrais aisément démontrer qu'elle est en parfaite harmonie avec les phénomènes les plus importants, se rapportant, soit aux causes, soit aux variations de symptômes, soit aux conséquences et au traitement de cette affection convulsive. Je me bornerai à ajouter à ce que j'ai dit ci-dessus que la production de l'épilepsie par le plomb (qui est un excitant pro-

---

(1) De tous les phénomènes réflexes, les mouvements inspiratoires et expiratoires réguliers sont ceux qui durent le plus longtemps. Il en est ainsi pendant l'agonie résultant d'une maladie quelconque ; il en est de même après l'inhalation à large dose de chloroforme et d'ether ; il en est de même aussi dans l'asphyxie par strangulation, submersion, etc. ; il en est de même, enfin, dans l'épilepsie.

duisant la contraction des vaisseaux sanguins), par une perte
de sang, etc., et les importantes relations de l'épilepsie avec
la fièvre intermittente, sont des faits s'accordant complète-
ment avec ma théorie.

J'ai, maintenant, à dire quelques mots : 1° sur la production du changement dans l'axe cérébro-spinal, qui constitue
essentiellement l'épilepsie (c'est-à-dire une augmentation de
l'excitabilité réflexe); 2° sur la production des modifications de certaines parties de la peau, des muqueuses, etc.,
qui rendent ces parties capables d'exciter des attaques épileptiques; 3° sur le mode de production d'une attaque d'é-
pilepsie par suite d'excitations venant soit d'une partie périphérique, soit d'une partie centrale du système nerveux;
4° sur les conséquences d'une attaque d'épilepsie et sur l'état
interparoxysmal.

1° Je pense que la production d'un changement dans l'excitabilité réflexe de l'axe cérébro-spinal peut avoir lieu de
deux façons différentes : l'une d'elles consiste en une altération directe de la nutrition, comme dans l'épilepsie syphilitique, scrofuleuse ou rhumatismale, tandis que dans l'autre
l'altération de la nutrition est indirecte, et due à quelque irritation d'une partie périphérique ou centrale du système nerveux. Nous ne connaissons pas positivement le *modus ope-
randi* d'une telle irritation ; mais très-probablement, dans la
plupart des cas, c'est par l'intermédiaire des vaisseaux sanguins de l'axe cérébro-spinal, que cette irritation opère
quand elle engendre un changement de nutrition dans ce
centre nerveux. J'ai acquis la certitude que le nombre de
substances qui agissent sur la moelle épinière, soit en ac-
croissant sa faculté réflexe, comme la strychnine, la morphine, etc., soit en la diminuant, comme la belladone, l'ergot
de seigle, etc., produisent ces effets principalement par leur

influence sur les vaisseaux sanguins de ce centre nerveux.
Lorsque ces substances excitent les vaisseaux sanguins à se
contracter, il se produit une anémie locale qui rend la nutrition moins active et peut causer la paralysie ; quand elles
diminuent la contractilité des vaisseaux sanguins, ces derniers se dilatent et il passe alors, dans un temps donné, une
plus grande quantité de sang dans la moelle épinière ; la
nutrition devient alors plus active et la faculté réflexe s'augmente à tel point, que certaines irritations peuvent causer des
convulsions. Chez les animaux et chez l'homme non soumis à
l'action de ces substances, l'excitabilité réflexe de l'axe cérébro-spinal peut être accrue de plusieurs manières. Une irritation provenant d'une partie quelconque du système nerveux détermine une contraction des petits vaisseaux d'une
portion de l'axe cérébro-spinal ; et comme la même quantité
de sang continue d'arriver dans la cavité crânio-spinale,
il en résulte que, si les petites ramifications de quelques branches artérielles sont contractées, les autres recevront plus
de sang, et la nutrition, ainsi que l'excitabilité réfl·xe des
tissus que ces dernières branches artérielles traversent, en
seront nécessairement augmentées.

Mais il n'est pas probable que ce mode d'accroissement de
nutrition soit le plus fréquent. Il en existe un autre qui,
peut-être, a plus d'importance. En effet, j'ai trouvé que,
lorsqu'un nerf vaso-moteur est excité pendant longtemps,
la contraction des vaisseaux sanguins cesse après un certain
temps, et il survient une dilatation qui dure plus longtemps
que la contraction, lors même que le nerf continue d'être
excité. Il se produit alors une paralysie vasculaire par excès
d'action. Dans les centres nerveux, cette paralysie des vaisseaux sanguins a très-probablement lieu aussi, après une
contraction considérable, et comme conséquence de cette pa-

ralysie, la nutrition de ces vaisseaux est alors augmentée dans les parties de ces centres où elle existe, absolument de même que cette fonction s'augmente dans les nerfs et les muscles de la face, lorsque leurs vaisseaux sanguins sont paralysés. Avec l'augmentation de nutrition dans les centres nerveux coïncide l'augmentation de l'excitabilité réflexe, qui semble être le principal élément de l'épilepsie.

Outre ces causes, il y en a une autre dont l'importance est encore plus grande et qui peut exister lorsque les précédentes manquent : c'est que, les fibres nerveuses animant les vaisseaux sanguins des parties de l'axe cérébro-spinal, où l'épilepsie a son siége, peuvent être paralysées comme les fibres nerveuses des muscles de la vie animale le sont par une maladie des centres nerveux, et que de cette paralysie résulte nécessairement une augmentation de nutrition et d'excitabilité réflexe. C'est un fait dont j'ai positivement acquis la certitude qu'après la section d'une moitié latérale de la moelle allongée, ou de la moelle épinière cervicale, les vaisseaux sanguins de ce dernier organe du côté lésé sont paralysés, et la nutrition ainsi que l'excitabilité réflexe de ce côté de moelle sont notablement augmentées. Si l'on coupe transversalement les deux moitiés latérales du centre nerveux spinal, soit chez les mammifères, soit chez des animaux à sang froid, la partie séparée de l'encéphale a ses vaisseaux sanguins paralysés et par suite dilatés. La nutrition et l'excitabilité réflexe sont bientôt augmentées dans cette partie, et il suffit de toucher la peau ou la membrane muqueuse des organes génitaux ou de l'anus, pour déterminer des spasmes violents (1). Cette cause productrice de

(1) La même chose a lieu quelquefois chez l'homme. Dans un cas de fracture de la colonne vertébrale rapporté par le docteur Knapp (*New-York Journal of Medicine*, sept. 1851, p. 198), il y avait paralysie des membres

l'épilepsie ou, au moins, de l'augmentation de l'excitabilité réflexe doit exister à un haut degré dans les cas de tumeur du pont de Varole ou de la moelle allongée ; et, si alors la fréquence de cette affection convulsive n'est pas plus grande, c'est très-probablement parce que les causes morales ou émotionnelles de l'épilepsie ne peuvent pas agir dans nombre de cas de ce genre.

2° Les changements qui se produisent dans les parties périphériques, les rendant capables d'exciter des attaques d'épilepsie, consistent beaucoup plus dans une altération de l'espèce d'excitation qui peut provenir des nerfs périphériques que dans une augmentation des sensations provenant de ces nerfs. J'ai déjà démontré que, chez mes animaux épileptiques, la peau n'est pas plus sensible dans les parties de la face susceptibles de provoquer des attaques que dans les autres parties de la face qui n'ont pas cette propriété. Chez l'homme, comme je l'ai démontré également, c'est à l'espèce d'excitation et non au degré de la douleur provenant d'un nerf périphérique que nous devons attribuer la production des attaques. Le fait que des excitations partant de la périphérie, et causant des attaques, peuvent n'être pas senties, et cet autre fait que, lorsqu'il y a des sensations accompagnant ces excitations non senties, ces sensations peuvent varier notablement, en intensité et en qualité, sont certainement des arguments importants pour démontrer que la cause excitante réelle de l'attaque n'est pas sentie. Si le terme *aura epileptica* n'avait été employé déjà pour exprimer les sensations qui accompagnent l'excitation des at-

abdominaux. Un mois après l'accident il y avait de légers spasmes dans ces membres ; au bout de quatre mois les spasmes devinrent violents ; par l'exposition à l'air froid ou par un contact soudain, les muscles étaient jetés dans l'agitation la plus vive.

laques, il serait bon de ne l'employer que pour nommer
l'excitation non perçue qui est la cause excitante réelle.

Si nous recherchons quelle est la nature de l'aura non
sentie, nous trouvons qu'elle ne consiste probablement qu'en
une violente excitation, ayant son origine dans les fibres nerveuses excito-motrices. Le docteur Marshall-Hall et Grainger
ont imaginé, depuis longtemps déjà, qu'il existe des fibres
nerveuses, employées dans les actions réflexes et non dans
les sensations et les mouvements volontaires ; mais ils n'ont
donné aucune preuve directe à l'appui de leur opinion. J'ai
trouvé nombre de faits qui semblent fournir les preuves
manquant jusqu'ici de l'existence de fibres nerveuses uniquement employées à exciter des actions réflexes, fibres qui
ne sont ni sensibles ni capables de transmettre des impressions sensitives à l'encéphale. J'ai trouvé, aussi, que le
pouvoir excito-moteur, de même que la sensibilité des nerfs,
varie dans les différentes parties de leur longueur, et aussi
dans le même point, sous l'influence de circonstances diverses. (Voir mes *Experimental Researches applied to Physiology and Pathology*. New-York, 1853, p. 98.)

J'ai acquis, en outre, la certitude que, dans certaines parties qui paraissent ne pas posséder normalement le pouvoir
excito-moteur, celui-ci peut se montrer et atteindre un degré
élevé. Comme les fibres douées de cette faculté ne semblent
pas être sensibles, nous comprenons pourquoi une excitation
peut partir de ces fibres, atteindre les centres nerveux,
faire perdre connaissance au malade et causer des convulsions par une action réflexe, sans produire de douleur ou
même une sensation quelconque. On comprendra facilement,
aussi, que cette excitation spéciale puisse produire, par une
action réflexe, dans les muscles voisins des filets nerveux d'où
part l'excitation, des crampes qui font naître une douleur

considérée, à tort, comme une aura primitive, bien qu'elle ne soit qu'une aura secondaire et sans influence.

A l'aide de cette opinion qu'au début d'une attaque d'épilepsie, causée par des excitations périphériques, ce ne sont pas des fibres nerveuses sensibles, mais seulement des fibres excito-motrices, qui sont en action, nous pouvons aisément expliquer un grand nombre de faits. C'est ce que montrent, par exemple, chez les animaux épileptiques la puissance de donner lieu à des attaques, que possèdent certaines ramifications nerveuses cutanées et non leurs branches ou troncs ; chez l'homme, l'absence de sensation, bien qu'il y ait une excitation de plusieurs nerfs périphériques, comme dans le cas, déjà cité, de Pontier ou dans des cas de vers intestinaux, etc.

Je ne puis dire positivement quelles sont les causes de l'accroissement du pouvoir excito-moteur. Nous savons cependant que certaines causes augmentent partout les propriétés vitales des nerfs ; parmi ces causes je signalerai une paralysie des vaisseaux sanguins et la production d'une inflammation (1).

Les changements qui ont lieu dans les troncs et dans les ramifications des nerfs périphériques de la peau ou des membranes muqueuses lorsque ces nerfs deviennent capables d'engendrer des attaques d'épilepsie, peuvent être produits par une influence provenant de parties très-éloignées. Ainsi, chez mes animaux, des altérations de la moelle épinière

____

(1) J'ai dit dans un Mémoire, lu l'année dernière à l'Académie des sciences de Paris (*Arch. gén. de méd.*, février 1856), qu'en faisant l'autopsie de mes animaux épileptiques, j'ai trouvé une congestion de la base de l'encéphale et du ganglion de Gasser ; mais j'ai acquis la conviction depuis que cette congestion est généralement un résultat des attaques et de l'irritation de la peau de la face par le pincement ou par d'autres causes, et non une circonstance précédant la première attaque et liée avec la production d'augmentation du pouvoir excito-moteur de la peau.

dans la région lombo-sacrée, au niveau de la queue de che-
val, ont quelquefois produit le changement particulier de
la face et du cou, qui rend ces parties propres à exciter des
attaques. C'est ainsi encore que, chez l'homme, des tumeurs
du cerveau semblent avoir produit un pareil changement
dans un bras.

Chez mes animaux, je n'ai pas encore pu m'assurer si
c'est par une influence nerveuse directe, sur la nutrition de
la peau de la face et du cou, ou si c'est par une influence
indirecte et par l'intermédiaire d'une action sur les vaisseaux sanguins que la moelle épinière modifie les propriétés
vitales de cette partie de la peau. J'ai trouvé que des changements de nutrition ont lieu dans une partie de la tête, telle
que la cornée, chez les animaux sur lesquels la section d'une
moitié latérale du centre nerveux spinal a été pratiquée ;
mais est ce par une influence directe ou indirecte ? c'est ce
que je ne puis décider. On sait que le nerf sympathique,
dans l'abdomen, peut influencer la nutrition de l'œil par
l'intermédiaire de la moelle épinière ; mais cette influence
résulte-t-elle d'un changement dans le calibre des vaisseaux
sanguins de l'œil ou consiste-t-elle en une action directe,
semblable à celle de certains nerfs sur les glandes salivaires, d'après la grande découverte de Ludwig ?

En ce qui concerne les tumeurs du cerveau, le cas important d'Odier (*Manuel de Médecine pratique*, 2e édit. 1811,
p. 180), semble démontrer qu'elles peuvent produire au
bras ce changement particulier qui rend les nerfs périphériques propres à exciter des attaques d'épilepsie. Mais il est
bien plus probable que ce n'était pas par une action du cerveau, mais bien par l'intermédiaire d'une irritation des nerfs
sensitifs ou excito-moteurs du cuir chevelu ou de la dure-
mère, ou bien parce que la base de l'encéphale était com-

primée par la tumeur, que le changement de nutrition s'était produit dans le bras.

3° Dans les deux paragraphes précédents, j'ai examiné comment se développent les deux causes essentielles de l'épilepsie, à savoir, l'accroissement de l'excitabilité réflexe de certaines parties de l'axe cérébro-spinal et l'accroissement du pouvoir excito-moteur des nerfs périphériques. J'ai, maintenant, à faire quelques remarques sur le mode de production des phénomènes les plus intéressants d'une attaque complète d'épilepsie.

Le premier phénomène d'une attaque de ce genre n'est pas toujours le même, ce qui explique, je l'ai déjà dit, pourquoi les meilleurs observateurs ne sont pas d'accord à ce sujet, les uns donnant le premier rang à un symptôme, les autres à un autre. Le docteur Marshall-Hall a longtemps cru que le premier symptôme était une convulsion des muscles du globe oculaire et de la face, et que le second phénomène observable était une occlusion spasmodique du larynx, accompagnée d'un effort expiratoire. (*Diseases and Derangements of the Nervous System*. 1841, p. 323.) Dans plusieurs publications ultérieures (voir *The Lancet*, 12 juin 1847, p. 611, et *Aperçu du sytème spinal*, 1855, p. 101), il paraît croire que les premiers phénomènes consistent en une contraction des muscles du cou et du larynx. Le docteur C. J. B. Williams (*General Pathology*, 2nd Amer. Edit., p. 166) dit que le premier phénomène est une palpitation du cœur. Herpin (*du Pronostic et du Traitement de l'épilepsie*, p. 421 à 423), après avoir essayé de démontrer que, quand il y a une aura, le premier phénomene consiste dans une crampe locale, dit que le second phénomène est le cri épileptique; il ajoute que ce cri est le premier phénomène, lorsqu'il n'y a pas d'aura. Suivant Beau (*Archives générales*

de médecine, 1836, p. 339), Delasiauve (*Traite d'épilepsie*,
p. 65) et Hasse (*Krankheiten des Nerven-apparates*, 1855,
p. 251), le cri épileptique, même dans les cas les plus complets, peut ne pas exister. J'ai été, récemment, témoin de
deux attaques d'épilepsie dans lesquelles les convulsions les
plus violentes et une perte complète de connaissance, suivie
de coma prolongé, eurent lieu sans cris.

Est-ce la perte de connaissance qui est le premier des
symptômes d'une attaque d'épilepsie? La plupart des principaux auteurs de livres ou de mémoires sur l'épilepsie, ne
connaissant pas la puissance des actions réflexes, considèrent
le cri comme une preuve de sensation : il y a surprise, selon
Beau, surprise et douleur, selon Herpin (*loc. cit.*, p. 427),
surprise, convulsion et douleur, selon Delasiauve (*loc. cit.*,
p. 77), et ils admettent, conséquemment, que la perte de
connaissance n'est pas le premier symptôme, au moins dans
la grande majorité des cas.

Billod, qui attribue le cri au spasme convulsif des muscles du larynx et à une expiration convulsive (*Annales
médico-psychologiques*, novembre 1843, p. 395), croit que
la perte de connaissance précède le cri, et il nie que celui-
ci soit un symptôme de surprise ou un signe de douleur.
Hasse considère le cri comme étant probablement le résultat
d'une action réflexe (*loc. cit.*, p. 251-252). Pour moi, j'ai
essayé de démontrer ailleurs (*Comptes rendus de l'Académie des sciences*, 1849, vol. XXIX, p. 672, et *Exper. Researches applied to Physiol. and Pathol.* New-York, 1853,
p. 54, 55), que les cris, chez les animaux ou chez les enfants
privés de leur cerveau, peuvent être dus à une simple action réflexe. En effet, les cordes vocales étant contractées,
lorsque les muscles expirateurs expulsent subitement l'air
contenu dans la poitrine, le son que nous appelons cri peut

se produire. Dans l'épilepsie, la perte de connaissance, qui équivaut à l'absence du cerveau, permet qu'un cri ait lieu de cette manière, c'est-à-dire par action réflexe.

Je pense, en définitive, que, dans les attaques d'épilepsie les plus complètes et les plus violentes, les premiers phénomènes sont presque toujours : 1° une contraction des vaisseaux sanguins de la face, qui cause la pâleur mentionnée particulièrement par le professeur Trousseau, par Delasiauve et par le docteur Bland Radcliffe ; 2° une contraction des vaisseaux sanguins des lobes cérébraux, qui cause la perte de connaissance. Le cri, soit au même instant, soit immédiatement après, est produit par la contraction spasmodique des muscles expirateurs chassant l'air violemment par la glotte contractée. Au même moment, et presque toujours, quelques muscles de la face, de l'œil et du cou se contractent. Quelquefois, aussi, le spasme s'étend, tout à coup, aux muscles des membres inférieurs et, ensuite, à tout le corps. Tous ces phénomènes, qui résultent d'une excitation partant d'un point quelconque de la partie excito-motrice du système nerveux, apparaissent parfois simultanément. Dans d'autres cas, il y a apparition successive des divers phénomènes de l'attaque : la pâleur de la face et la perte de connaissance, deux effets d'une même cause (contraction de vaisseaux sanguins), ont lieu d'abord, avec la contraction spasmodique des muscles des yeux et de la face ; puis surviennent le cri et la contraction tonique des muscles des membres et du tronc (1).

Ceux qui ont écrit sur l'épilepsie sont presque unanimes pour attribuer la *chute* uniquement aux convulsions : je ne partage pas cette opinion exclusive. Je pense que la chute

---

(1) Voyez ci-dessus (p. 86, troisième leçon), un tableau qui fait voir comment les principaux phénomènes sont liés l'un à l'autre, dans la forme la plus commune des attaques épileptiques violentes et complètes.

doit aussi être attribuée à la perte de connaissance, qui en est même la seule cause dans quelques cas de vertige épileptique.

Je ne pense pas, non plus, que le laryngisme, dans l'épilepsie, ait l'immense importance qui lui a été donnée par le docteur Marshall-Hall. En premier lieu, des personnes chez lesquelles l'excitabilité réflexe n'est pas augmentée, présentent fréquemment le laryngisme dans la coqueluche, dans l'asthme, etc., sans qu'il y ait production de convulsions épileptiformes. En second lieu, des convulsions générales peuvent avoir lieu avant le laryngisme dans un accès d'épilepsie (Hasse, *loc. cit.*, p. 252). Nous approcherons bien davantage de la vérité si, au lieu de dire que le laryngisme est la cause essentielle ou fondamentale des convulsions dans les attaques d'épilepsie, nous disons que l'asphyxie est la source d'une certaine partie des convulsions dans les accès épileptiques complets et violents. Nous serons encore plus près de la vérité si, au lieu d'accepter les vues de Marshall-Hall, nous considérons le laryngisme comme n'étant qu'un phénomène spasmodique de certains muscles, produit par action réflexe, en même temps que d'autres contractions spasmodiques réflexes ont lieu dans les vaisseaux sanguins du cerveau, de la face, et, quelquefois aussi, de toute la surface du corps, ainsi que dans les muscles de la tête, du tronc et des membres, et que tous ces phénomènes spasmodiques ne sont que des contractions réflexes, dépendant de la même excitation.

. Non-seulement il est faux de considérer les convulsions, dans l'épilepsie, comme entièrement dues au laryngisme, mais il serait inexact aussi de prétendre qu'elles sont dues uniquement à l'asphyxie. Les convulsions toniques, qui, selon le docteur Copland (*Diction. of Medicine*, vol. Ier, p. 786)

et selon Herpin (*loc. cit.*, p. 451) existent toujours, dans
le commencement des attaques d'épilepsie, ne doivent pas
être attribuées à l'asphyxie, pas plus que les mouvements
rotatoires convulsifs, qu'on observe parfois et qui résultent
principalement de l'irritation de certaines parties de l'isthme
de l'encéphale. Les convulsions toniques peuvent se produire dans tous les muscles du corps à la fois, simulant le
tétanos, ou bien apparaître, en premier lieu, dans le larynx,
le cou, les yeux ou la face, s'étendant de là aux membres supérieurs, pour atteindre, ensuite, le tronc et les membres inférieurs. Ces convulsions sont de simples spasmes réflexes,
absolument comme la contraction des vaisseaux sanguins.
Leur durée est de quelques secondes seulement, selon Copland (*loc. cit.*, p. 786) ou d'un quart de minute, selon
Herpin ; mais elles peuvent apparaître de nouveau pendant
l'attaque, comme Hasse (*loc. cit.*, p. 152) et Herpin (*loc. cit.*,
p. 430) le font justement remarquer et comme je l'ai moi-
même vu deux fois. Les spasmes toniques généraux pas plus
que les mouvements rotatoires ne peuvent être le résultat du
laryngisme, attendu que l'asphyxie ne semble pas capable
de les produire. L'asphyxie engendre des convulsions cloniques, et il semble que ce soit à elle que nous devions attribuer les convulsions cloniques des attaques complètes d'épilepsie. D'après les détails des observations que j'ai lues et
d'après ce que j'ai observé moi-même chez des individus atteints d'attaques complètes d'épilepsie, les convulsions cloniques générales ne commencent qu'après l'apparition de
symptômes d'asphyxie.

Chez des animaux bien portants qu'on empêche de respi-
rer, il survient des convulsions cloniques partielles au bout
d'environ une demi-minute, et ces convulsions deviennent
générales et très-violentes au bout d'environ trois quarts de

minute. Lorsqu'on prive complétement de respiration un
animal épileptique, des convulsions cloniques générales se
produisent plus tôt, c'est-à-dire au bout de vingt à trente secondes.

Si les convulsions cloniques générales qui ont lieu dans
l'épilepsie semblent être dues à l'asphyxie, il n'en est pas de
même des convulsions cloniques locales, qui apparaissent
fréquemment avant qu'il y ait un degré suffisant d'asphyxie
pour les produire. Il y a plus de six ans que j'ai vu, presque
chaque jour, chez mes animaux épileptiques, des convulsions cloniques partielles survenir après un spasme tonique des muscles de la face et du cou, sans qu'il y ait eu un
arrêt complet de la respiration, et, d'ailleurs, longtemps avant
qu'une privation complète de respiration, si elle avait existé,
eût assez duré pour pouvoir produire des convulsions.

Je crois pouvoir conclure des considérations qui précèdent :

1° Que ni les spasmes toniques généraux ou locaux, ni les
convulsions cloniques partielles de l'épilepsie ne dépendent
de l'asphyxie, et que, par conséquent, ces divers mouvements convulsifs sont indépendants du laryngisme ;

2° Que l'asphyxie, dans l'épilepsie, n'est pas, en général,
provoquée par le laryngisme uniquement, mais qu'elle peut
résulter de beaucoup d'autres causes, telles, par exemple,
que la contraction spasmodique des muscles expirateurs ou
la contraction et le relâchement alternatifs de tous les muscles (expirateurs et inspirateurs) de la poitrine et du dia-
phragme. L'asphyxie dépend aussi, en partie, de deux
autres causes : 1° d'un obstacle à la sortie du sang veineux de
la tête, produisant une accumulation de ce fluide dans les
centres nerveux ; 2° de ce que l'activité extrême déployée
par les centres nerveux et les muscles produit une consom-

mation très-rapide d'oxygène, et, conséquemment, fait accumuler de l'acide carbonique dans le sang. Les expériences de Roupell (*British Assoc.*, 1841 ; voir *Amer. Journ. of the Med. Sciences*, janvier 1842, p. 243) démontrent, d'une façon concluante, que l'acide carbonique peut produire des convulsions cloniques, avec écume à la bouche, etc., comme dans l'épilepsie.

L'asphyxie n'est pas seulement cause des convulsions cloniques générales de l'épilepsie, c'est elle aussi qui détermine certaines contractions de la vessie, de l'intestin, de l'utérus et des muscles qui produisent l'érection du pénis et l'éjaculation. J'admets, pourtant, que toutes ces contractions musculaires peuvent survenir sous l'influence de la cause qui fait naître les premiers spasmes toniques, et qu'elles ont lieu quelquefois avant que l'asphyxie ait commencé ou lorsqu'elle est encore peu considérable.

Je n'ai pas l'intention d'étudier à fond tous les phénomènes d'une attaque d'épilepsie. Je m'abstiendrai, notamment, de parler de ceux qui ont été déjà bien expliqués, comme, par exemple, la morsure de la langue et le coma, résultats fréquents d'une crise très-violente. Je n'ai pas besoin de dire que les phénomènes de l'épilepsie peuvent se montrer sous des formes extrêmement variées, et que cette variété dépend, à la fois, de la partie des centres nerveux qui se trouve excitée la première, et du degré d'excitabilité et de force réflexes de ces centres.

Au commencement d'une attaque d'épilepsie, il arrive, quelquefois, que l'action du cœur soit arrêtée plus ou moins complétement. Cet arrêt peut être dû à deux causes essentiellement différentes l'une de l'autre : 1° le cœur, étant comprimé par la contraction spasmodique de la poitrine, est mécaniquement plus ou moins gêné dans ses mouvements ; ce

qui a lieu même chez l'homme sain dont on comprime le
thorax, ainsi que le montrent les intéressantes expériences
d'Eduard Weber (voy. *Müller's Archiv*, 1851, p. 88), faites
sur lui-même et d'autres personnes ; 2° une action réflexe
sur le cœur déterminant la cessation subite des mouvements,
de la même façon que ceux-ci sont arrêtés par une émotion,
par le chloroforme, par une irritation du sympathique abdominal ou d'autres nerfs, etc.

On sait qu'il peut y avoir une altération dans la qualité
ou la quantité d'un grand nombre de sécrétions, pendant
une attaque d'épilepsie. Ces changements peuvent être attribués au moins à deux causes distinctes : 1° il peut y
avoir une influence réflexe sur les différentes glandes ou
sur leurs vaisseaux sanguins, de même qu'il y a une
action réflexe sur les vaisseaux sanguins de la face et très-
probablement aussi sur ceux du cerveau ; 2° l'asphyxie est
certainement une des causes qui altèrent les sécrétions pendant l'attaque d'épilepsie. (Voir mes *Exp. Researches applied to Physiol. and Pathol.*, 1853, p. 113-114.) En ce qui
concerne la salive, Lehmann mentionne qu'il s'en produit
une grande quantité chez les chevaux qui ont respiré, pendant quelques minutes, un air contenant 10 p. 100 d'acide
carbonique (*Physiological Chemistry.—English Transla-
tion*, 1853, vol. II, p. 177). Dans les expériences de Roupell, que j'ai déjà mentionnées, il y avait beaucoup d'é-
cume à la bouche chez des chiens dans les veines desquels
des injections d'acide carbonique avaient été faites.

Je vais maintenant dire quelques mots sur les rap-
ports de l'épilepsie avec le sommeil et avec les pertes de
sang. C'est un fait notoire que le sommeil est une condition
très-favorable pour les attaques d'épilepsie. Nous pouvons
même dire que, chez beaucoup de personnes non épilepti-

ques, le sommeil ressemble à une légère attaque d'épilepsie. Je n'ai pas besoin de faire remarquer que la perte de
connaissance existe, et qu'il y a assez souvent des contractions spasmodiques dans un grand nombre de muscles. Quelle
que soit la nature du sommeil, il est bien certain que c'est,
en partie, un état de sub-asphyxie, et qu'à cet égard, encore,
cette perte quotidienne de connaissance ressemble à une attaque d'épilepsie. Il est également certain que la circulation dans
l'encéphale est modifiée dans l'épilepsie comme dans le sommeil. Mais la modification de la circulation encéphalique, au
commencement d'une attaque, n'est pas identique à celle
qui a lieu durant le sommeil. Dans l'épilepsie, selon la
théorie que j'ai proposée, il y a d'abord une contraction des
vaisseaux sanguins des lobes cérébraux, et c'est seulement après qu'une attaque a existé quelques secondes ou un
peu plus longtemps, que, le spasme de ces vaisseaux cessant,
la circulation d'un sang plus ou moins noir s'y opère comme
pendant le sommeil. J'ai déjà dit que, si l'on comprime les
artères carotides pendant une attaque d'épilepsie, et si l'attaque est arrêtée par ce moyen, il faut chercher la raison de
cette influence dans un accroissement de l'asphyxie préexis-
tante. Nous trouvons un fait intéressant, en harmonie avec
cette idée, dans un court mémoire du professeur A. Fleming, de Cork, qui établit que le sommeil peut être facilement produit, par la compression des carotides, chez des personnes qui ne sont pas épileptiques. (*British and Foreign
Med.-Chir. Review*, avril 1855, p. 404, Amer. Edit.)

La diminution dans la quantité de sang artériel arrivant
au cerveau, dans cette expérience, produit le même effet que
l'obstacle au retour du sang veineux, obstacle que l'on considère comme une cause de sommeil. Quand les artères carotides n'envoient pas de sang aux lobes cérébraux, la circulation

est presque arrêtée dans cette partie de l'encéphale, et l'absence d'oxygène y produit une paralysie presque soudaine. Quelques secondes plus tard il y a un état de légère asphyxie, marqué par une respiration stertoreuse (d'après Fleming). Si les attaques d'épilepsie ont lieu plus fréquemment pendant le sommeil que pendant la veille, il semble que ce soit à cause de la légère asphyxie qui existe pendant le premier de ces deux états.

Dans les cas d'épilepsie ou au moins de convulsions dépendant d'une perte de sang, ou d'une insuffisance dans la quantité de ce fluide il faut tenir compte aussi, parmi les causes des attaques, d'un état d'asphyxie dont la production est due à ce qu'il entre moins de sang qu'à l'état normal dans la cavité crânio-spinale, et qu'en conséquence de cette diminution ce fluide se charge davantage d'acide carbonique et devient ainsi plus excitant. En outre, il est certain que, lorsqu'il n'y a pas assez de sang circulant dans les centres nerveux, leur *excitabilité réflexe* s'augmente en même temps que leur *force réflexe* diminue. Quand l'asphyxie coexiste avec une diminution dans la quantité du sang, il est conséquemment probable qu'il y a, à la fois, apparition d'un état du système nerveux favorable à la production d'accès épileptiques, en même temps que s'augmente la quantité d'un agent excitateur de ces accès.

4° En ce qui concerne la dernière question que j'ai à examiner, et qui se rapporte aux effets des attaques d'épilepsie, je dirai seulement que ces effets dépendent de trois circonstances : 1° l'absence ou une grande diminution de circulation dans les lobes cérébraux, au commencement d'une attaque d'épilepsie ; 2° la circulation de sang noir dans les centres nerveux ; 3° la pression qu'exerce sur plusieurs parties de la base de l'encéphale et sur la moelle épinière l'accumulation du sang dans les vaisseaux de ces régions.

Par suite de ces causes, des troubles variés de l'intelligence, des sens et des propriétés vitales des centres nerveux, se manifestent. Je n'en parlerai pas ici, et je renverrai simplement le lecteur à l'analyse qu'en a présentée le docteur Russell Reynolds, dans ses importantes recherches sur l'état interparoxysmal de l'épilepsie. (Voir *Diagnosis of Diseases of the Brain*, etc., 1855, p. 175, et *The Lancet*, août 1855, p. 100 et 120.)

APPENDICE DEUXIÈME [1]

PATHOGÉNIE DU TÉTANOS TRAUMATIQUE.

Personne ne peut douter qu'on ne doive attribuer le tétanos, qui survient après une lésion traumatique, à une in·
fluence particulière, développée par l'irritation d'un nerf
centripète. En effet, dans ce cas, l'irritation part d'un nerf
périphérique, gagne la moelle épinière et la moelle allongée, et est ensuite réfléchie sur ces centres mêmes par leurs
nerfs nutritifs. L'altération morbide qu'éprouve la nutrition de ces centres nerveux, après la production de ces divers
phénomènes, est presque identique à celle qui a lieu sous
l'influence de la strychnine; il n'est donc pas extraordinaire
que la moindre excitation détermine alors des spasmes
réflexes.

Je ne veux pas chercher, ici, à décider si cette théorie est
vraie ou fausse; tout ce que je désire démontrer maintenant
est que cette affection convulsive dépend réellement d'une
irritation partant d'un nerf lésé, et j'indiquerai, en même
temps, le traitement auquel on doit avoir recours.

Il est facile de reconnaître la relation qui existe entre une

---

(1) Cet appendice se compose de parties de l'article intitulé : *Diseases of
Nerves*, publié par M. Brown-Séquard, dans un ouvrage qui a paru à Londres, sous la direction de T. Holmes : *System of Surgery*, vol. III, 1862.

blessure et le tétanos, dans les cas où les muscles atteints de spasmes sont du même côté que la lésion. Lepelletier, Sir Gilbert Blane, Swan, Dupuytren et Curling (1), qui cite les auteurs précédents, ont vu et publié, sur ce point, des faits incontestables. Mon ami le docteur G. H. B. Macleod (2) rapporte deux cas dans lesquels les spasmes tétaniques étaient presque entièrement limités au côté lésé.

Il peut paraître étrange que le tétanos se déclare à la suite d'une blessure extrêmement légère, et qu'il puisse survenir à un moment quelconque du travail inflammatoire de la plaie, ou pendant qu'elle se cicatrise, et même lorsqu'il n'y a plus de douleur éprouvée par le malade, au point lésé et dans les parties qui l'avoisinent. Il n'y a rien, pourtant, dans ces faits que l'on puisse considérer comme une objection à l'opinion que c'est par action réflexe que se produit alors le tétanos, attendu qu'il est aujourd'hui parfaitement démontré que toutes les actions réflexes, morbides ou normales, peuvent avoir lieu sans aucune sensation ou tout au moins sans douleur préalable.

L'espèce de lésion qui produit le plus fréquemment le tétanos implique qu'il existe, alors, une vive irritation de nerfs, sans que, pourtant, la douleur soit nécessairement considérable. Dans une statistique publiée par Poland (3), nous voyons que sur 1364 opérations grandes et petites, pratiquées à Guy's Hospital, il n'y a eu qu'un seul cas de tétanos ; tandis qu'il y en a eu 18 sur 398 cas de fractures compliquées et 594 cas de blessures diverses. En comparant ces deux relevés, et en tenant compte des éléments qui ont servi à les composer, nous trouvons la proportion d'un cas

(1) *Treatise on Tetanus.* London, 1836, pp. 87 et 174.
(2) Voyez son excellent ouvrage, *Notes on the Surgery of the War in the Crimea*, 1858, pp. 155-161.
(3) Holmes' *System of Surgery.* London, 1861, p. 307, t. 1er

de tétanos sur 1364 malades, lorsque les nerfs ont été simplement divisés par un instrument tranchant, et d'un cas sur
55 malades, à la suite de fractures ou de blessures, c'est-
à-dire quand les nerfs ont été écrasés, dilacérés, ou excités
par une pression continue.

Les cas qui montrent que le tétanos peut être guéri par
l'amputation d'un membre ou par la section d'un nerf, prouvent clairement que cette affection dépend d'une irritation
dont l'origine se trouve à la périphérie du système nerveux.
Ceux qui soutiennent que le tétanos en voie de progrès
et ayant déjà attaqué non-seulement la tête, mais le tronc et
les membres, ne peut être guéri par les opérations dont je
viens de parler, n'ont jamais lu les détails intéressants qui
ont été publiés sur divers cas de guérison. Sans aucun doute,
dans nombre de cas où la moelle épinière serait enflammée
ou devenue extrêmement excitable, la section d'un nerf ou
l'amputation d'un membre serait le plus souvent inefficace ;
sans aucun doute encore, si l'inflammation s'était propagée
très-haut dans le tronc d'un nerf vers ses racines, ces
moyens de traitement ne réussiraient probablement pas ; mais
il est néanmoins de la plus grande importance de donner au
malade cette chance de salut. Je n'ai pas besoin de répéter
que la section du nerf devra toujours être préférée à l'amputation d'un membre, à moins que d'autres motifs ne
rendent cette dernière opération impérieusement nécessaire.

HYSTÉRIE TRAUMATIQUE.

L'extrême fréquence de l'hystérie non traumatique, chez
la femme, fait qu'il est difficile de prouver, quand elle survient après l'irritation d'un nerf, que c'est bien celle-ci qui la
cause. Cependant, il est des cas dans lesquels il est très-clai-

rement démontré que cette affection est due à une blessure; qu'elle peut être produite par une tumeur et guérie par l'extirpation de cette tumeur et qu'enfin elle peut dépendre, comme l'épilepsie, comme le tétanos, de l'irritation d'un nerf centripète.

Deux cas très-intéressants sont rapportés par le docteur Parsons (1), l'un observé par lui-même, et l'autre par le docteur S. P. Hildreth. Le premier de ces cas est celui d'une jeune fille, âgée de 17 ans, qui, après s'être blessée au pouce gauche, fut prise de douleurs très-vives dans le bras, le cou et la tête. Quelques semaines plus tard, il survint une toux sèche, hystérique, ressemblant à une sorte d'aboiement, et presque sans interruption tant qu'elle était éveillée. La cicatrice fut enlevée et la maladie s'améliora graduellement, mais lentement. Six ou sept mois plus tard, les phénomènes hystériques reparurent ; mais une escharre se montra sur le doigt blessé, et tout aussitôt son aboiement disparut, et, lorsque l'escharre tomba, sa toux cessa et n'a pas reparu depuis.

Morgagni cite le cas d'une jeune fille qui fut prise d'attaques de tremblement, accompagnées de cris, revenant seize ou dix-huit fois par jour, à la suite d'une morsure faite à l'un de ses doigts par un moineau (2).

Raynaud rapporte le cas d'une femme, qui, après avoir été blessée au sein, fut prise, pour la première fois, d'une attaque d'hystérie. Deux petites tumeurs se développèrent à la place de la blessure, et, pendant sept ans, la malade eut chaque jour plusieurs crises hystériques. Ces tumeurs furent enlevées par Boyer, et, immédiatement après l'opération, les crises disparurent, pour ne plus revenir (3).

(1) *American Journal of the Med. Sciences.* Avril, 1851, p. 307 et 312.
(2) *De sedibus et causis morborum.* Lutetiæ, 1822, vol. VI, p. 613, epist. LIV, § 45.
(3) *Archives de médecine*, 1829, vol. III, p. 434.

Il y a trois ans, chez une de mes malades douée d'un tempérament nerveux très-accusé, mais n'ayant jamais éprouvé de symptômes évidents d'hystérie, il survint, à la suite d'une légère piqûre d'aiguille à la partie antérieure de l'articulation du genou, juste au-dessous de la rotule, du délire, des convulsions et un certain degré de contracture des muscles masticateurs. Ces phénomènes morbides se montrèrent et disparurent à plusieurs reprises, pendant trois ou quatre jours. L'aiguille s'était brisée au moment de l'accident et une petite portion en était restée sous la peau. J'en fis l'extraction, et, quand la douleur de cette petite blessure fut apaisée, la malade se trouva beaucoup mieux et n'a plus eu depuis cette époque un symptôme hystérique quelconque.

Brachet a vu une névralgie temporale produire des attaques d'hystérie, chaque fois qu'elle apparaissait et pendant tout le temps de sa durée (1).

Sir Benjamin Brodie rapporte également plusieurs cas dans lesquels l'hystérie était évidemment causée par une blessure. Dans l'un de ces cas, une jeune fille, de onze ou douze ans, se piqua le doigt avec une paire de ciseaux. Le bras fut bientôt pris de convulsions, et, graduellement, ces mouvements spasmodiques s'étendirent à tous les autres membres. Des phénomènes hystériques, variés, survinrent et se montrèrent de temps en temps, pendant deux ans. Dans un autre cas, l'hystérie fut produite par une fracture et dura plusieurs semaines. La malade, qui fait le sujet de cette observation, avait déjà souffert, deux ans auparavant, de symptômes hystériques, à la suite d'une légère blessure de la malléole (2).

(1) *Traité de l'hystérie*, 1847, p. 253.
(2) *Lectures Illustrative of Certain Local Nervous Affections*, 1837. London, pp. 40-46.

Dans les cas de guérison de l'hystérie par une opération (que cette affection ait été produite ou non par une cause périphérique), il ne faut pas oublier que toute impression vive du système nerveux, soit physique, soit morale, peut immédiatement guérir la malade, ainsi que l'a si bien montré Sir Benjamin Brodie. Il importe aussi que l'on n'oublie pas que l'hystérie de cause traumatique peut revenir après une opération qui semblait l'avoir fait complétement disparaître. C'est ce qui a eu lieu dans le fait suivant, que Sir Benjamin raconte : une jeune femme, après avoir été saignée, éprouva de la douleur, à partir de la cicatrice, tout le long du bras, et de là dans le côté, à la jambe et au pied. Le bras était froid et pourpre. On excisa la cicatrice et il y eut une amélioration immédiate. La plaie s'étant fermée, la malade, en apparence guérie, quitta l'hôpital. Deux mois après, pourtant, il survint des symptômes hystériques, semblables aux précédents, dans d'autres parties du corps (1).

Il résulte des faits qui précèdent, et d'un grand nombre d'autres observations que je pourrais citer encore, que l'hystérie, aussi bien que l'épilepsie et le tétanos, peut être produite par l'irritation d'un nerf.

CHORÉE D'ORIGINE TRAUMATIQUE.

La danse de Saint-Guy peut, comme les maladies convulsives dont je viens de parler, se développer à la suite d'une irritation nerveuse périphérique.

Le docteur Borelli, de Turin, a envoyé à la Société de chirurgie de Paris l'histoire d'un cas de chorée causée par un névrôme au pied, chez un enfant de 13 ans. Cette affection convulsive, qui avait duré cinq ans, diminua immédiate-

(1) *Loc. cit.*, p. 83.

ment après l'extirpation du névrôme, et fut guérie au bout de quatre jours (1).

M. Andral rapporte un cas dans lequel la chorée a été déterminée par l'irritation que causait un ongle incarné (2).

HYDROPHOBIE.

Il n'existe pas, que je sache, dans les annales de la science, d'observation démontrant que cette terrible affection a été guérie quand elle a été causée par la morsure d'un animal enragé. Dans le siècle dernier, G. Hicks (3) a proposé de traiter la rage par la section des nerfs de la partie mordue. Le docteur Stokes, de Dublin, a eu l'obligeance de me communiquer un cas très-important, qui permet d'espérer que l'hydrophobie pourrait quelquefois être guérie par ce procédé (4).

PARALYSIE AGITANTE DE CAUSE TRAUMATIQUE.

L'affection, appelée à tort *paralysie agitante*, puisqu'elle peut ne consister qu'en mouvements involontaires de trémulation, sans trace de paralysie, peut être quelquefois causée par une irritation périphérique. Sabatier rapporte le cas d'un jeune homme qui fut pris, à la jambe et à la cuisse, d'un violent tremblement qui dura plusieurs mois, après une blesssure du nerf saphène au voisinage du genou (5). Le professeur Erichsen m'a adressé un malade chez lequel existait un tremblement dans les deux bras, occasionné par une

(1) *Gazette des hôpitaux*. 1850, p. 454.
(2) *Cours de pathologie interne*, vol. III, p. 304.
(3) *London Medical and Phys. Journal*, vol. XVII, p. 277.
(4) On trouvera le cas mentionné ci-dessus, et les raisons que j'ai pour l'espoir que j'ai exprimé, dans l'appendice de mon ouvrage intitulé: *Lectures on the Physiol. and Pathol. of the Central Nervous System*. 1860, p. 261.
(5) *Médecine opératoire*, vol. 1, p. 254.

lésion d'un nerf du bras gauche. Dans quelques cas, le tremblement, causé par une blessure, est devenu général (1).

DÉLIRE PAR PLAIE DE NERFS.

Je ne mentionnerai ici que trois cas (*) qui prouvent d'une
manière décisive que le délire peut être causé par la blessure
d'un nerf.

Un jeune garçon de 14 ans marcha sur un morceau de
verre qui pénétra dans le gros orteil. On fit l'extraction de ce
corps étranger, et l'on crut avoir tout enlevé ; quatre ans
plus tard, et sans cause connue, le malade commença tout
d'un coup à parler d'une façon étrange ; un véritable délire
survint, et rien ne put apaiser cette excitation maladive.

On constata, près de la pulpe du gros orteil, une petite
élévation rougeâtre, et l'on remarqua que la pression sur
cette tumeur déterminait un accès de délire extrêmement
vif. Une incision fut faite, et l'on parvint à extraire un très-
petit morceau de verre, qui était resté dans le doigt. Pendant l'opération le délire fut considérable ; mais, immédiatement après, le désordre intellectuel disparut, et le malade
fut extrêmement surpris quand on lui raconta les choses in-
sensées qu'il avait dites (2).

Sherwin a rapporté le cas d'une femme, qui, après avoir
été saignée, fut prise de vives douleurs dans le bras, dans le
cou et à la face, ainsi que de spasmes dans ces parties, et

---

(1) *An inquiry concerning Constitutional Irritation*, par B. Travers. 1826,
p. 115. — *Treatise on Diseases and Injuries of Nerves*, par J. Swan. 1834,
p. 124.

(*) Deux seuls de ces trois cas sont rapportés ici, le troisième se trouvant
déjà ci-dessus, dans la troisième des leçons dont nous donnons la traduction. (*Voy.* p. 88.)

(2) Joerdens *in Hufeland's Journal*, vol. IV, p. 227, cité par Martin Payne
dans ses *Medical and Physiol. commentaries*, vol. I, p. 425.

après que ces symptômes eurent duré une quinzaine de jours, on fit une incision profonde au-dessus de la cicatrice, et cette opération fut suivie d'une guérison complète (1).

Je n'ai pas besoin de parler ici du délire qui suit quelquefois les amputations. Les causes sont nombreuses qui font apparaître le délire après de telles opérations. Parmi ces causes, je me bornerai à mentionner une grande perte de sang et l'anxiété du malade.

CARACTÈRES GÉNÉRAUX ET RÈGLES DE TRAITEMENT DES AFFECTIONS DIVERSES CAUSÉES PAR L'IRRITATION D'UN NERF.

Les traits suivants caractérisent les cas de névralgie, de paralysie, d'épilepsie et de la plupart des autres affections qui dépendent de l'irritation d'un nerf.

1° Avant l'apparition de l'état morbide réflexe, dû à cette cause, le malade a éprouvé des souffrances occasionnées par une névralgie, une blessure, une brûlure, ou une pression exercée sur un nerf par une tumeur, un os déplacé ou un corps étranger.

2° Une augmentation ou une diminution de l'irritation du nerf lésé est souvent suivie ou accompagnée de changements correspondants dans les affections réflexes.

3° Les divers modes de traitement dirigés contre les affections nerveuses ou autres causées par une action réflexe sont généralement sans succès tant que leur cause présumée, c'est-à-dire l'irritation d'un nerf, n'est pas modifiée.

4° Les diverses affections produites par action réflexe sont souvent guéries ou, du moins, améliorées immédiatement

(1) Duncan's *Medical Commentaries*, vol. IV, cité par Hamilton dans le *Dublin Journal of Med. Science*, vol. XIII, p. 51, 1838.

ou peu de temps après la suppression de la cause productrice, c'est-à-dire l'irritation d'un nerf.

J'ajouterai les caractères suivants, bien qu'ils soient plus ou moins implicitement contenus déjà dans ceux que je viens de rapporter.

a. — Lorsque les phénomènes réflexes se manifestent par des accès, il n'est pas rare de voir ceux-ci (complétement ou incomplétement) se produire, quand on irrite le nerf malade par la pression, ou autrement (par la galvanisation, par exemple).

b. — Les narcotiques, appliqués sur le nerf, diminuen presque constamment, au moins pour un certain temps, l'affection réflexe, à moins qu'elle ne consiste en une altération notable de la nutrition ou qu'elle ne soit absolument liée à une altération de ce genre.

Tous les caractères que j'ai énumérés serviront au diagnostic des affections réflexes ; mais le seul vraiment essentiel consiste dans l'existence de la lésion d'un nerf. Il importe qu'on se rappelle que, si le tronc d'un nerf ou ses racines spinales ou crâniennes sont enflammées (névrite, méningite), il pourra n'y avoir de symptômes spontanés qu'aux ramifications terminales du nerf, et que le seul moyen pour s'assurer du siége de la maladie, consiste dans l'examen par la pression de toute la partie du nerf sur laquelle on peut la pratiquer de la périphérie vers l'encéphale ou la moelle épinière. Si l'on avait appliqué cette règle dans le cas suivant, celui-ci n'aurait pas été publié et accepté comme un cas d'influence réflexe exercée par les nerfs du pouce sur les quatre membres.

Lady N..... fut prise subitement, dans le pouce gauche, d'une douleur à laquelle vinrent bientôt s'ajouter de la chaleur et du gonflement ; les autres doigts furent successivement attaqués, et l'avant-bras fut atteint à son tour. Il y avait, dans ces parties, de la contracture et de la paralysie avec hyperesthésie. L'autre bras fut aussi affecté de la même manière, et la malade devenait paraplégique, quand la douleur était très-violente. On n'obtint aucun résultat de l'application des narcotiques sur le pouce et la main gauche; mais la malade fut guérie après l'usage d'une pommade contre-irritante, employée en frictions sur la colonne vertébrale (1).

Dans ce cas, il n'y avait pas eu de blessure de la main; il n'y a pas non plus de névralgie, et les symptômes observés aux doigts et à l'avant-bras étaient ceux que nous trouvons dans les cas de méningite spinale locale ou d'inflammation de l'enveloppe des nerfs à leur sortie du canal vertébral. J'ai vu deux cas de cette espèce de méningite ou de névrite intra-spinale : tous deux ont guéri à l'aide de contre-irritants appliqués sur la colonne vertébrale.

L'influence puissante et variée, exercée par l'irritation d'un nerf, n'est pas due à la douleur, mais bien à une action toute spéciale, ainsi que le montre en partie le fait que nous observons tous les jours, de douleurs excessivement vives dans les névralgies ou d'autres maladies des nerfs, sans l'apparition d'une affection réflexe quelconque. Je connais peu de cas où la douleur ait été aussi violente que chez un malade ayant reçu une balle qui s'était logée entre les filaments du nerf radial, et qui avait produit pendant nombre de jours une douleur déchirante, privant le malade de sommeil, lui causant à la face une transpiration continuelle,

---

(1) Observation de Pearson, *Med.-Chir. Transactions*, vol. VIII, 1811, pp. 252 et suiv. Pearson ne dit rien de l'état de la colonne vertébrale. S'il avait examiné cette partie, il l'aurait trouvée très-sensible entre les épaules et un peu au-dessus.

sans qu'il y eût d'affection réflexe autre qu'une flexion spasmodique de l'avant-bras sur le bras (1). Dans quelques
cas une irritation non sentie a produit une affection nerveuse
très-grave (2).

Il peut paraître surprenant et peut-être incroyable que la
même cause, c'est-à-dire l'irritation d'un nerf, puisse ne
produire aucun effet ou déterminer une variété considérable
de phénomènes morbides. Mais ceux qui voudront prendre
la peine d'étudier les effets d'une cause bien claire d'affection réflexe, telle, par exemple, que l'exposition à un vent
froid, lorsqu'on sort en transpiration d'une chambre très-
chaude, verront que ces effets sont aussi variés que nombreux, bien que provenant d'une même cause.

(1) Cas de Denmark, in *Med. Chir. Transactions.* 1813, vol. IV, p. 48. Le
malade guérit.
(2) Voyez mon livre : *Researches on Epilepsy*, p. 17.

APPENDICE TROISIÈME [*]

MOYENS DE SUPPRIMER OU DE DIMINUER LES CAUSES DES
AFFECTIONS FONCTIONNELLES DU SYSTÈME NERVEUX.

*Applications locales des narcotiques, de la glace et du
cautère actuel. — Ablation du clitoris. — Trépanation
du crâne. — Ligature de l'artère carotide. — Trachéotomie. — Cautérisation de l'urèthre. — Divers moyens de
diminuer l'excitabilité réflexe des centres nerveux. —
Moyens de produire le sommeil. — Mode d'action du fer
en améliorant la nutrition. — Puissante influence de
l'exercice. — Élimination des poisons.*

MESSIEURS,

Des progrès considérables ont été faits pendant ces dix ou
quinze dernières années dans le traitement des affections
fonctionnelles du système nerveux. L'importance de ces
progrès est due à un emploi plus rationnel et mieux appro-
prié des médicaments et des autres moyens de traitement,
plutôt qu'à la découverte de nouveaux remèdes. Durant
cette même période, notre thérapeutique a accompli une
autre espèce de progrès, en rejetant certains modes de traitement ou en en limitant l'usage à des cas moins nombreux

---

[*] Cet appendice est la traduction presque complète de la deuxième leçon
d'un ouvrage du docteur Brown-Séquard, intitulé : *Lectures on Functional
Nervous Affections*. Boston, 1868, p. 26 à 40.

mais plus spécialement capables d'en recevoir une heureuse influence.

Parmi les nombreux procédés introduits de nos jours, dans le traitement des névroses, je ne parlerai dans cette leçon que de ceux qui sont relatifs à la suppression ou à la diminution des causes de ces affections, et je les grouperai en trois classes. Dans la première je placerai les applications locales variées et les différentes opérations faites sur les nerfs, sur les artères, etc. ; dans la seconde se trouveront les moyens de diminuer l'excitabilité réflexe des centres nerveux, et dans la troisième je rangerai les moyens d'améliorer la condition du sang et d'éliminer divers poisons.

I. — DES APPLICATIONS LOCALES ET DE CERTAINES OPÉRATIONS EMPLOYÉES POUR SUPPRIMER OU DIMINUER L'INTENSITÉ DE QUELQUES-UNES DES CAUSES DES NÉVROSES.

Lorsqu'une névrose est due à l'irritation évidente d'une branche ou des ramifications terminales d'un nerf d'un membre, ou à l'irritation d'un nerf superficiel de la poitrine ou de l'abdomen, plusieurs moyens de traitement peuvent être employés avec succès pour modérer ou supprimer complétement cette irritation. Je dirai quelques mots sur les plus importants de ces moyens de traitement.

1° *Applications locales de narcotiques*. — Dans les cas où l'épilepsie, le tétanos, l'hystérie et la plupart des autres névroses, sont causés par une blessure de la peau ou d'une branche d'un nerf, les narcotiques, et particulièrement les sels de morphine et d'atropine, employés conjointement, devront être appliqués sur la blessure elle-même. Il importe que l'on ait soin de modifier leurs doses selon qu'il y aura absence ou abondance de suppuration. Dans ce

mode de traitement il est de règle que l'application des narcotiques soit renouvelée fréquemment, et d'autant plus que la
suppuration sera plus considérable. Si une affection nerveuse
fonctionnelle a pour cause la division d'une forte branche ou
d'un tronc de nerf, une injection d'une solution de morphine
et d'atropine doit être faite à quelque distance de la blessure dans le tissu cellulaire sous-cutané, le long du bout
central du nerf divisé (un demi-grain d'un sel de morphine avec un trentième de grain d'un sel d'atropine) (*).

2° *Applications locales de glace.* — J'ai signalé depuis
longtemps l'avantage de ce mode de traitement dans des
cas de blessure produisant une affection nerveuse fonctionnelle. Je dirai seulement ici que, lorsqu'un moyen de
ce genre est employé, particulièrement dans un cas de
tétanos, il ne doit pas y avoir d'interruption dans l'application de la glace sur la blessure, pendant tout le temps que
dure l'affection nerveuse. Billroth a rapporté deux cas dans
lesquels le tétanos traumatique est apparu, nonobstant
l'application de la glace sur la blessure. Il est probable que,
dans ces cas, il y a eu quelque interruption dans l'application
de la glace.

3° *Application du cautère actuel.* — Ce moyen, qui peut
être utile lorsqu'il est nécessaire de modifier la nature des
sécrétions dans une blessure, ou de détruire des portions
de tissu contenant un venin, n'a pas généralement une
aussi grande valeur que les modes de traitement qui précèdent ou que ceux qui vont suivre.

4° *Applications diverses sur le tronc des nerfs à quelque
distance d'une blessure.* — Il peut être avantageux de
mettre à nu le nerf qui donne des filets à la partie blessée,

(*)   1/2 grain $= 0^{gr},0338$
         1/30e   — $= 0^{gr},0021$

et d'appliquer sur lui de l'éther sulfurique, des alcaloïdes narcotiques, ou de la glace. Dans les cas où il y a des raisons de croire à la prompte guérison de la blessure, ce mode de traitement peut être utilement employé.

5° *Section d'un nerf.* — Le nombre des cas d'épilepsie, de tétanos et d'autres affections nerveuses dus à une blessure, à une brûlure, etc., et dans lesquels ce mode de traitement a été employé avec un succès complet, est si considérable, maintenant, qu'il ne peut exister de doute sur son immense valeur. Il est très-important de savoir que l'opération doit être pratiquée à une époque très-rapprochée de l'apparition du mal, parce que les chances de succès diminuent rapidement avec la prolongation des affections nerveuses fonctionnelles produites par une blessure, une brûlure ou une autre cause périphérique quelconque d'irritation. Il est nécessaire, non-seulement de diviser le nerf complétement, mais encore d'enlever une petite portion du bout périphérique, pour l'examiner soigneusement au microscope afin de reconnaître s'il est ou n'est pas altéré. Si on le trouve enflammé ou altéré d'une façon quelconque, il faudra, lorsque ce sera possible, répéter l'opération sur le même nerf, mais alors beaucoup plus près de la colonne vertébrale ou du crâne. L'examen microscopique d'une petite portion du nerf, que l'on excisera dans cette seconde opération, sera très-important pour le pronostic du cas.

Le fait qu'une paralysie locale de la sensibilité et du mouvement est le résultat inévitable de la section d'un nerf peut à peine être une objection contre cette opération, dans des affections telles que l'épilepsie, le tétanos, l'hydrophobie, etc. En vérité, aucun homme de sens ne peut avoir la moindre hésitation en présence de l'alternative suivante : d'une part, une mort presque certaine ou la persistance d'une affection dangereuse qui peut produire l'imbécillité ; et, d'autre part, une paralysie du mouvement et du sentiment d'un membre ou d'une de ses parties. Au surplus, pour combattre cette hésitation, j'ajouterai que les extrémités d'un nerf divisé, alors même qu'une petite partie de ce nerf a été excisée, se réunissent souvent très-promptement, ou dans l'espace d'une année, et que la paralysie se guérit plus ou moins complétement. La réunion des extrémités d'un nerf divisé peut être si rapide, qu'en quelques semaines, et même plus tôt, il est possible de constater un retour partiel des fonctions de ce nerf, comme le démontrent les cas rapportés par mon ami, M. J. Paget (1) et par M. Syme (2). En ce qui concerne le retour des propriétés d'un nerf divisé, je me suis assuré qu'il a été complet chez plusieurs individus et surtout dans le cas d'un lord chez lequel sir William Fergusson avait coupé le nerf sous-orbitaire pour combattre une névralgie.

6° *Opérations sur les organes génitaux.* — Un habile chirurgien anglais a traité récemment plusieurs sortes d'affections nerveuses fonctionnelles par l'extirpation du clitoris. Que cette opération puisse quelquefois être utile, il n'y a aucun doute à cet égard (3). Mais je ne puis admettre l'emploi de ce mode de traitement que dans les cas où il existe une aura distincte, provenant réellement du clitoris, ou lorsque cet organe est le siége d'une sensibilité morbide très-vive avec une hypertrophie très-prononcée. On a rapporté des cas d'af-

---

(1) *Lectures on Surgical Pathology*, by James Paget. Lecture XII.
(2) *Treatise on Excision of Diseased Joints*, by Prof. Syme, page 88.
(3) Je signalerai, à ce sujet, un bon mémoire publié récemment par le docteur H. R. Storer, dans lequel il émet des opinions qui se rapprochent beaucoup des miennes en ce qui concerne la fréquence de l'onanisme chez les femmes et sur son traitement. (Voir *The Western Journal of Medicine*, of Indianapolis, for 1867, vol. II, page 440.)

fections nerveuses, dues à la masturbation, dans lesquels le
clitoris a été extirpé sans profit durable pour la malade et sans
succès contre l'habitude de la masturbation. Chez les femmes,
comme chez les hommes, le seul moyen habituellement dé-
cisif contre la masturbation est la production d'un petit
ulcère (par des caustiques ou par le fer rouge) que l'on fait
durer sur les parties des organes génitaux qui sont inévita-
blement touchées ou mises en mouvement dans l'acte de l'o-
nanisme. Dans de telles conditions toute tentative faite pour
accomplir cet acte, avec ou sans l'aide de la main, devient tellement douloureuse, que le malade est obligé d'y renoncer.
Ce moyen lui-même n'empêche cependant pas toujours l'onanisme ; j'ai vu un cas dans lequel le simple attouchement
du gland (qui était enflammé et couvert de pus) arrachait
des cris au malade par l'intensité de la douleur, et dans lequel, cependant, la masturbation était pratiquée plusieurs
fois par jour.

En ce qui concerne l'enlèvement des testicules, cette opération me paraît barbare, si elle est pratiquée uniquement
parce qu'il y a une tendance excessive aux relations sexuelles.

7° *Trépanation du crâne.* — Cette opération a été employée, comme traitement contre l'épilepsie, beaucoup plus
fréquemment qu'on ne le croit généralement. Elle a été pratiquée aussi, et avec succès, par le professeur E. Geddings,
de Charleston, dans un cas de tétanos provenant d'une irritation de la dure-mère, produite par un fragment d'os
brisé (1). La trépanation du crâne a été aussi pratiquée avec
succès par M. Henry Lee, de Londres, dans un cas d'ulcération réflexe de la peau du bras, s'accompagnant de mouvements
spasmodiques du même membre (2). Je ne puis ici discuter

(1) *The American Journal of the Medical Sciences*, January 1853, p. 272.
(2) Beale's *Archives of Medicine*, 1860, p. 90.

à fond la question de l'utilité de cette dangereuse opération, comme moyen de traitement de l'épilepsie. Je dirai seulement que ce n'est que dans les cas d'une irritation de la dure-mère produite par un fragment d'os brisé, par un os malade ou par quelque autre cause organique évidente, que la trépanation est rationnellement indiquée; j'ajouterai même que, dans des cas de ce genre, la guérison peut être obtenue (et a été réellement quelquefois obtenue) par une contre-irritation appliquée sur l'endroit malade.

8° *Ligature de l'artère carotide.* — Ce mode de traitement, tout à fait irrationnel, est, ou sera bientôt, je l'espère, complétement abandonné. Il a été employé dans l'épilepsie et dans la manie, par des médecins qui, faisant dépendre ces affections d'une congestion du cerveau, ont cru diminuer cette congestion en liant l'artère carotide. Je démontrerai bientôt, dans une nouvelle édition de mon ouvrage sur l'épilepsie, que les bons effets de cette opération, dans les cas rapportés par Preston et ses imitateurs, ont été déterminés principalement par quelque lésion du nerf sympathique cervical.

9° *Autres opérations destinées à modifier les causes des affections nerveuses fonctionnelles.* — En ce qui concerne ces opérations, je dirai qu'il est très-important de faire l'extraction d'une dent gâtée, d'enlever une tumeur, un os nécrosé ou carié, de provoquer la sortie de vers qui peuvent se trouver dans les intestins ou dans le vagin, toutes les fois qu'il est possible de considérer ces sources d'irritation comme des causes d'affection nerveuse. Je ne dirai que quelques mots de quelques autres opérations, telles que la trachéotomie et la cautérisation de l'urèthre. Il est maintenant parfaitement établi que la théorie de l'épilepsie donnée par Marshall Hall était erronée. Et si la trachéotomie, à laquelle conduit cette

théorie, peut être utile dans quelques cas de coma épileptique ou de spasme de la glotte, dans le tétanos, l'hydrophobie, ou bien encore dans la coqueluche, etc., ce n'est pas en
agissant contre une cause de l'affection nerveuse, mais bien
contre un des effets de cette affection.

En ce qui concerne la cautérisation de l'urèthre, d'après le
procédé de Lallemand, dans les cas d'affections nerveuses
dues à des pertes séminales, je dois dire que j'ai été consulté
par un grand nombre de malades qui s'étaient soumis sans
succès à cette opération. J'ajouterai qu'il m'a été donné souvent d'observer, au contraire, une amélioration considérable
et quelquefois la guérison, dans des cas de ce genre, à la suite
d'un traitement médical et hygiénique, consistant dans l'emploi de l'atropine, de l'ergot de seigle, du bromure de potassium à haute dose et des toniques nervins, tels que la quinine, le fer, le manganèse, l'argent, conjointement avec les
bains de siége froids, la douche en pluie, les exercices gym-
nastiques et une alimentation très-nourrissante.

10° *Traitement contre les maladies viscérales.* — Sous
ce titre, je désire seulement indiquer que tous les organes
et surtout les viscères, en tant qu'ils contiennent des nerfs et
qu'ils possèdent une influence marquée sur la composition du
sang, peuvent être la cause d'une affection nerveuse fonctionnelle. Par conséquent, si, dans ces affections, on trouve qu'il
existe une altération d'un organe quelconque, mais surtout
d'un viscère, il importe de combattre énergiquement cette
altération, particulièrement lorsqu'on ne peut trouver d'autres causes de la névrose.

II. — MOYENS DE DIMINUER L'EXCITABILITÉ RÉFLEXE DES
CENTRES NERVEUX.

Un accroissement de l'excitabilité réflexe de quelque partie des centres nerveux est un des éléments les plus importants d'un grand nombre de névroses, et particulièrement de l'épilepsie, de l'hystérie, du tétanos, de l'hydrophobie, du delirium tremens, de la chorée, de la paralysie agitante et de quelques formes de folie réflexe. La diminution de cet accroissement d'excitabilité réflexe est une partie essentielle du traitement dans ces affections. On l'obtient à l'aide des agents médicamenteux que je vais signaler.

1° La codéine, la narcéine, l'atropine, la morphine, la valériane, l'aconit, le chlorure de baryum, le bromure de potassium, le bromure d'ammonium, et la térébenthine, sont incontestablement les remèdes qui conviennent le mieux contre un accroissement de l'excitabilité réflexe. Nous avons à choisir l'un ou l'autre de ces médicaments, selon le siége de l'accroissement de cette propriété vitale et aussi selon l'espèce d'affection nerveuse qu'il faut combattre. L'atropine, la valériane, le bromure de potassium et le bromure d'ammonium sont les plus efficaces dans l'épilepsie. Le chlorure de baryum est d'une valeur réelle contre le tétanos et la paralysie agitante ; il est sans effet contre les formes ordinaires de l'épilepsie. La codéine, la narcéine, la morphine et la valériane doivent être préférées contre l'hystérie, etc. Aucun de ces remèdes, cependant, quand il s'agit d'obtenir un effet rapide, n'égale le chloroforme ; mais son influence est malheureusement toute passagère. Les contre-irritants et le bain chaud ont aussi une grande action contre l'accrois-

sement de l'excitabilité réflexe ; je me propose de le démontrer dans une autre leçon.

2° Comme une augmentation morbide d'excitabilité est due
très-souvent à l'anémie ou à un appauvrissement de la nutrition, tous les moyens médicaux et hygiéniques (bonne nourriture, exercice et toniques généraux), qui peuvent améliorer
la nutrition, doivent être ordonnés dans les cas de ce genre
contre cet état morbide.

3° Il est de la plus haute importance d'améliorer le sommeil, qui est généralement très-mauvais chez les malades
atteints d'un accroissement morbide de l'excitabilité réflexe.
Ainsi que je l'ai constaté, il y a quelques années, le bromure
de potassium est, à cet égard, un admirable agent thérapeutique. Excepté quand la douleur est une des causes qui
empêchent le sommeil (cas dans lequel les alcaloïdes de
l'opium, l'aconit ou la jusquiame doivent être employés) ; j'ai
trouvé que ce remède a un pouvoir des plus merveilleux
pour procurer un sommeil calme et réparateur, sans aucun mauvais effet que je connaisse (1). Je donne habituellement aux adultes une dose de 30 grains de ce sel, un quart
d'heure avant le dernier repas, et une seconde dose de
30 à 50 grains (*), au moment du coucher. Dans les cas où,
sans qu'il y ait aucune affection nerveuse, il y a absence
de sommeil, due à quelque cause d'excitation cérébrale, aussi
bien que dans toutes les névroses, en exceptant cependant
l'hydrophobie, le tétanos, quelques cas de delirium tremens

(1) Voir à ce sujet le Mémoire du docteur H. Behrend dans *The Lancet*
pour 1864 vol. I, p. 607. Le docteur Behrend, lui-même, était atteint d'in-
somnie ; il fut rapidement guéri en faisant usage, sur mon conseil, du bromure de potassium.

(*)   30 grains == 1ᵍʳ,94
                 50   —   .. 3ᵍʳ,24
                 1   —   = 0ᵍʳ,0648

et quelques formes de la folie, j'ai reconnu qu'un sommeil calme et réparateur est presque toujours produit par ce sel. Dans quelques cas, j'ai dû en augmenter la dose, et donner simultanément une petite dose de narcéine ou de codéine une heure avant le coucher. Dans les affections où le bromure de potassium n'est pas assez puissant comme agent producteur du sommeil, on réussit assez souvent à l'obtenir à l'aide d'un bain chaud, d'une durée de quatre, cinq ou six heures.

III, — AMÉLIORATION DE L'ÉTAT DU SANG ET ÉLIMINATION DE CERTAINS POISONS.

Il est bien reconnu maintenant que tous les états morbides du sang peuvent produire des affections nerveuses fonctionnelles. En conséquence, il ne sera pas nécessaire que je m'arrête longtemps pour prouver que l'anémie ou la présence de poisons, morbides ou autres, dans ce liquide, engendre souvent les formes les plus graves des désordres nerveux, aussi bien que les formes les plus légères. Depuis la publication des idées de Marshall Hall sur les effets d'une perte abondante de sang (1), nous avons beaucoup appris relativement à l'influence de l'anémie dans la production des affections nerveuses. Dans un ouvrage admirable et trop peu connu, le docteur O. Landry (2), enlevé récemment à la science, rapporte des cas montrant combien sont variées les formes de désordres nerveux causés par une insuffisance de la quantité du sang dans le système, ou par une alté-

(1) Voir son *Essay on the Hydrocephaloid Disease in Children*, et ses *Observations on Bloodletting, founded upon Researches on the Morbid and Curative Effects of Loss of Blood*. London, 1836.
(2) Recherches sur les causes et les indications curatives des maladies nerveuses. Paris, 1855.

ration dans les qualités de ce fluide nutritif. Les diverses
formes de folie ou de paralysie de la sensibilité ou du mouvement, la névralgie, et presque toutes les affections convulsives, depuis la chorée jusqu'à l'épilepsie et la catalepsie, sont
très-fréquemment des résultats de l'anémie, que cette anémie soit due à une perte de sang, ou qu'elle soit due à d'autres causes. Je dois cependant essayer d'empêcher ceux qui
étudient la physiologie et la pathologie du système nerveux
d'admettre que les convulsions observées au moment où la
mort par hémorrhagie va survenir doivent être considérées
comme une véritable attaque d'épilepsie. Kussmaul et Tenner (1) ont commis une grave erreur, en admettant que les
convulsions qu'ils observaient dans leurs intéressantes expériences sur des animaux étaient des attaques d'épilepsie. Les
convulsions chez ces animaux comme chez l'homme quand
il est placé dans les mêmes circonstances, c'est-à-dire immédiatement après une perte considérable de sang, sont dues,
ainsi que je le prouverai dans une autre leçon, à l'irritation
des centres nerveux par l'acide carbonique s'accumulant
dans le sang qui reste encore dans le système circulatoire.
En d'autres termes, les convulsions sont dues à l'asphyxie,
et non pas à une altération de nutrition, qui n'a pas pu évidemment être produite en quelques minutes.

Il n'y a pas de règle générale de traitement à suivre contre les différents états morbides du sang, produisant des
affections nerveuses, à l'exception de celle-ci qui n'a pas
besoin d'être prouvée, tant elle est évidente, à savoir, qu'il
importe d'employer simultanément les meilleurs moyens
destinés à améliorer la condition de ce fluide, en même temps

(1) Voir la traduction anglaise de leur ouvrage : *On Epileptiform Convulsions from Hæmorrhage*, traduction publiée par la *New Sydenham Society*,
vol. V, pages 1 à 109.

que les agents spéciaux de traitement propres à combattre
l'affection nerveuse particulière causée par l'état morbide du
sang. L'anémie, le rhumatisme, la goutte, la diphthérie,
la scarlatine, la syphilis, etc., doivent être traitées de la
même façon, qu'elles soient ou non les causes d'une affection
nerveuse organique ou fonctionnelle.

A ce qui précède, je n'ajoute rien ici que quelques remarques. On a fait subir aux modes de traitement d'importantes modifications, fondées sur des notions chimiques et
qui consistent à essayer d'empêcher certaines sécrétions
(comme celle du sucre dans le diabète), ou à s'efforcer de faire
pénétrer dans le sang les substances dont la quantité est
insuffisante, soit dans ce fluide, soit dans les tissus (telles que
le fer dans la chlorose et l'anémie, ou le phosphore dans certaines affections nerveuses et dans les cas de spermatorrhée),
ces modes de traitement ont été progressivement remplacés
par des principes thérapeutiques plus rationnels. Ces principes
reposent d'une part sur une connaissance plus complète des
causes qui altèrent le sang, la nutrition et les secrétions ; et,
d'autre part, sur une appréciation plus judicieuse de l'immense service que les moyens hygiéniques peuvent rendre
quand il s'agit d'améliorer l'état du sang ou lorsqu'on
veut régulariser les grandes fonctions organiques. Ainsi, il a
été démontré par Sandras, Dalpiaz, Ed. Becquerel, Eismann
et d'autres, que la chlorose est une affection nerveuse, et que
l'insuffisance de fer dans le sang des chlorotiques est un
effet au lieu d'être une cause, car cette insuffisance ne se
manifeste que quelque temps après l'existence de cette affection. Il a été, en outre, démontré que le fer sert à guérir
cette affection, principalement à cause d'une influence particulière qui rend plus facile la transformation des aliments
en sang, et probablement aussi à cause d'une améliora-

tion directe dans la nutrition des centres nerveux. D'autres métaux, qui ne sont pas, normalement, des constituants des globules du sang, spécialement le manganèse et l'argent (particulièrement les oxydes de ces métaux), agissent quelquefois mieux que le fer dans des cas de chlorose et d'anémie. Quiconque lira attentivement les remarquables mémoires du professeur Bouchardat sur l'entraînement des boxeurs et sur la rapidité de l'effet curatif de l'exercice et de la bonne nourriture dans le diabète (1), sera bientôt convaincu de l'immense valeur des moyens purement hygiéniques pour l'amélioration de la nutrition et de la sécrétion. Il est donc tout naturel qu'en présence d'un état dans lequel on observe la diminution d'un élément constitutif du sang ou des tissus, on ait peu à peu abandonné l'idée que le meilleur mode de traitement consiste à augmenter la quantité de l'élément constitutif qui fait défaut en administrant cet élément comme remède. En conséquence, le choix d'un médicament comme un tonique ou un stimulant doit être fait en dehors de toute idée chimique de ce genre.

Nous devons laisser à un bon régime diététique, et aux règles principales de l'hygiène, la charge d'améliorer la composition du sang, lorsque l'état morbide de ce fluide ne consiste qu'en une insuffisance de globules ou d'albumine. Toutefois il ne faut pas oublier qu'il peut être utile d'employer les aliments que nous savons contenir, sous des formes qui en facilitent l'absorption, du fer, du phosphore ou toute autre substance qui semble être en quantité insuffisante dans le sang ou dans les tissus.

En ce qui concerne l'élimination des poisons minéraux

---

(1) Voir le *Supplément à l'Annuaire de thérapeutique pour* 1861 et le mémoire sur le *Traitement du diabète*, p. 291, 336, dans *l'Annuaire de thérapeutique pour* 1865.

qui ont produit .ces affections nerveuses fonctionnelles, je dirai seulement à présent que la découverte de Melsens, qui établit la valeur des hautes doses d'iodure de potassium pour expulser de l'économie le plomb et le mercure, a été universellement admise. Il importe de se rappeler que, pour réussir, il est indispensable d'administrer ce sel à très-haute dose. Les idées émises par Melsens et par M. Guillot sur ce point ont été positivement confirmées par les recherches du docteur W. Budd, de Bristol, et du professeur Easton, de Glasgow (1). Mes propres observations sont conformes aux conclusions de ces habiles médecins. L'élimination du mercure et du plomb a lieu principalement par les sécrétions urinaire, salivaire et cutanée. Conséquemment il faut recommander de rejeter la salive et de laver très-fréquemment la peau dans le but d'éviter une absorption partielle de ces poisons après qu'ils ont été sécrétés.

Je ne parlerai pas de l'élimination des poisons morbides (tels que ceux qui proviennent de la diphthérie, du rhumatisme, de la goutte, de la syphilis, de la lèpre, etc.), ayant produit des affections nerveuses, parce qu'on ne connaît rien de bien important qui concerne tous ou presque tous ces poisons. Je mentionnerai seulement ce fait que l'iodure de potassium peut servir à les éliminer presque tous.

(1) Dans son second Mémoire Melsens dit que d'abord la dose doit être petite pour éviter la dissolution d'une trop grande quantité de plomb ou de mercure, et les dangers qui en pourraient résulter.Je ne suis pas d'accord avec lui sur ce point ; mais je crois que les doses, cependant, ne doivent pas être aussi considérables au début du traitement qu'après quelques jours. Je crois aussi qu'au lieu de deux ou trois doses par jour, il en faut donner cinq ou six, dans les cas d'affection nerveuse dépendant du plomb ou du mercure. On trouvera le second Mémoire de Melsens dans le *Journal de Chimie médicale*, 1849, le Mémoire de W. Budd, dans *The British and Foreign Medico-Chirurg. Review*, 1853, vol. X, p. 202, et celui de J. A. Easton, dans *The Glasgow Medical Journal*, July, 1852, p. 152.

APPENDICE QUATRIÈME (*)

TRAITEMENT DES AFFECTIONS NERVEUSES FONCTIONNELLES PAR DIVERS MOYENS MORAUX, PHYSIQUES ET AUTRES.

Importance d'une sérieuse occupation mentale. — Moyens d'augmenter ou de diminuer la quantité de sang dans les membres, le tronc ou la tête. — Irritation des nerfs de la peau et d'autres parties périphériques, comme moyen de guérir un état morbide des centres nerveux. — Usage thérapeutique du froid et de la chaleur. — Cautérisation de la gorge et du larynx. — Bains. — Compression de l'artère carotide. — Traitement spécial des affections périodiques. — Usage spécial des anesthésiques.

MESSIEURS,

Je diviserai le sujet de cette leçon en six parties. La première comprendra le traitement moral ; la seconde, les moyens physiques et mécaniques de traitement ; la troisième, les moyens thérapeutiques qui agissent en produisant une irritation des nerfs sensitifs et d'autres nerfs incidents ; la quatrième, les modes complexes de traitement, où se trouvent combinés les deux procédés d'irritation des nerfs et une modification du sang ; la cinquième, les modes particuliers

(*) Cet appendice est la traduction de la troisième leçon de l'ouvrage du docteur Brown-Séquard : *Lectures on Functional Nervous Affections.* **1868,** p. 41 à 62.

de traitement dans les affections périodiques et la sixième, un usage spécial des anesthésiques.

Sur ce point je ne dirai ici que quelques mots concernant deux principes généraux de thérapeutique, qui, malgré leur importance, sont beaucoup trop négligés. Le premier de ces principes, si bien établi par les recherches du docteur Cerise (1), consiste en ceci qu'un *but sérieux* dans les occupations journalières est de la plus grande importance, et pour beaucoup de personnes indispensable afin de prévenir ou d'arrêter les désordres nerveux. Les applications de ce principe sont naturellement très-difficiles et souvent même impossibles dans certaines névroses; mais lorsqu'un travail physique ou mental sérieux convient aux malades et ne détermine chez lui ni excitation ni fatigue, on doit le recommander. Dans des cas d'hypochondrie, d'hystérie, de chorée et même d'épilepsie, le malade retirera un grand bénéfice de l'emploi sérieux de son activité physique et intellectuelle. Combien de fois n'ai-je-pas vu de jeunes épileptiques, après être restés longtemps dans l'oisiveté (hélas ! par ordonnance de médecin) et y avoir contracté, à des degrés divers, les vices auxquels elle conduit, éprouver une grande amélioration en occupant leur esprit à des heures régulières, de la même manière que les personnes bien portantes de leur âge !

Le second principe de traitement est que nous devons dans l'intérêt de nos malades nerveux, autant que dans le nôtre, leur donner confiance et espoir dans la médication que nous recommandons. Dans l'hystérie et dans les souffrances

---

(1) Voir son excellent ouvrage : *Des fonctions et des maladies nerveuses.* Paris, 1842.

nerveuses si variées qui lui sont plus ou moins liées, dans l'hypochondrie et dans plusieurs autres névroses, un grand espoir de guérir facilitera beaucoup la cure. Vous me direz sans doute : comment peut-on donner cet espoir ? A cela je réponds que le meilleur moyen pour atteindre ce but, c'est d'avoir cet espoir vous-même et de l'exprimer avec un grand accent de conviction. Et si vous me dites : comment pouvons-nous développer cet espoir en nous-mêmes ? je vous répondrai que la parfaite connaissance de la vérité du principe de traitement que je viens d'exposer, suffit pour faire naître en nous de l'espérance. Je n'ai pas besoin de vous redire que ce qui précède s'applique seulement à ces névroses dans lesquelles la puissance de l'esprit sur le corps est si grande qu'il n'est pas très-rare d'observer une guérison soudaine ou presque soudaine sous l'influence d'une émotion ou d'une cause morale quelconque.

II. — MOYENS MÉCANIQUES ET PHYSIQUES DE TRAITEMENT.

Bien que les moyens thérapeutiques de cette classe ne soient pas très-nouveaux, la plupart d'entre eux sont si généralement négligés, malgré leur grande valeur, que je crois utile d'en dire quelques mots, particulièrement pour indiquer de quelle façon et dans quels cas ils doivent être employés.

I. *Moyens d'augmenter la quantité du sang dans les parties périphériques du corps.* — Dans tous les cas de diminution de volume et de densité des muscles atteints de paralysie réflexe, de paralysie saturnine, de paralysie agitante, de paralysie rhumatismale, ou de paralysie idiopathique ou réflexe, avec atrophie, aussi bien que dans des cas d'anesthésie avec diminution de la température de la peau,

— dans tous ces cas, dis-je, il est très-utile d'augmenter la quantité du sang dans les parties atteintes de paralysie, de tremblement ou d'anesthésie. Les meilleurs moyens mécaniques et physiques pour arriver à ce but sont les suivants :

1° Lorsque la partie affectée n'est pas étendue, les ventouses sèches, avec les appareils ordinaires, peuvent être employées avantageusement, surtout dans des cas d'anesthésie hystérique localisée s'accompagnant d'un grand refroidissement de la peau.

2° Les bottes de Junod, appliquées de deux jours l'un, soit sur le bras entier, soit sur le membre inférieur, lorsqu'il n'y a pas d'œdème. C'est principalement dans les cas de paralysie avec atrophie musculaire (pas cependant dans l'atrophie musculaire progressive de Cruveilhier), lorsque la perte de mouvement n'est pas due à une maladie organique du système nerveux, que j'ai souvent constaté une grande amélioration, par l'usage de ce puissant moyen pour augmenter la quantité de sang dans un membre.

En ce qui concerne le *modus agendi* de ce moyen thérapeutique, j'ai reconnu, par des expériences sur des animaux, que l'irritabilité musculaire augmente toutes les fois que la quantité du sang est augmentée dans les muscles ; et j'ai trouvé que dans un membre d'un animal sur lequel on a appliqué la ventouse Junod pendant huit ou dix minutes l'irritabilité musculaire a acquis un degré beaucoup plus élevé qu'avant l'application de la botte.

3° Couvrir la partie affectée avec de la flanelle chaude, une manche ou un bas de laine.

4° Le massage, sans découvrir la partie malade, si la température de la chambre est peu élevée.

5° Des frictions avec une pièce chaude de flanelle dans la direction du courant veineux seulement.

6° La partie affectée doit être tenue autant que possible dans une position moins élevée que le reste du corps.

7° On doit faire aussi des applications de glace, en se conformant aux règles qui seront données plus loin.

II. *Moyens de diminuer la quantité de sang dans le tronc et la tête sans saigner.* — Il peut être nécessaire d'employer des moyens de cette sorte dans l'état comateux qui existe quelquefois dans certaines affections nerveuses fonctionnelles telles que l'épilepsie, l'éclampsie, le delirium tremens, ou dans les désordres nerveux dus à l'urémie, la cholestérémie ou quelque autre sorte de toxémie. Les ventouses de Junod peuvent répondre à ce but; mais il y a un moyen plus simple, qui a le grand avantage d'être partout sous la main, et qui est même supérieur à ces ventouses, parce qu'il peut être appliqué pendant plusieurs heures ou même plusieurs jours, presque sans interruption, si cela est nécessaire. Le moyen consiste à placer, à la partie supérieure des quatre membres, des ligatures suffisamment serrées pour diminuer considérablement le retour du sang vers le cœur, sans cependant mettre un obstacle considérable à l'arrivée du sang dans la partie liée. En procédant ainsi, une assez grande quantité de sang se trouve emprisonnée dans les membres. Dès lors tous les bénéfices immédiats de la saignée peuvent être obtenus; tandis que ses mauvais effets n'existent que pendant le temps durant lequel les ligatures restent appliquées sur les membres. En employant ce moyen, il est important de détacher les ligatures toutes les quinze ou vingt minutes, et de les appliquer sur un nouveau point après chaque déligation. Pour éviter le danger du retour soudain d'une grande quantité de sang, les ligatures doivent être enlevées successivement, et il faut avoir soin de laisser au moins un intervalle de quelques minutes entre l'enlèvement de l'une d'entre elles et celui de la suivante.

III. *Moyens d'augmenter la quantité de sang dans le tronc et dans la tête.* — Il peut être nécessaire, ou tout au moins utile, dans quelques cas de syncope (dans l'hystérie, l'épilepsie et dans quelques autres névroses dues à l'anémie, à la chlorose, etc.), d'augmenter la quantité du sang dans le tronc. Outre les moyens si bien connus de faire coucher le malade à plat sur le dos, sa tête placée sur le même plan que le corps, et ses quatre membres élevés, de façon à ce que la pesanteur facilite l'accumulation du sang dans le tronc et dans la tête, il peut être très-utile aussi de pratiquer avec la main ou à l'aide d'un tourniquet une assez forte pression sur les artères principales des quatre membres près de leur point de sortie du tronc. Vous aurez le soin d'ajouter à ces procédés une manœuvre très-importante qui consiste à exciter le cœur à battre, par des pressions fréquemment répétées sur le sternum et sur les côtes, exactement au-dessus de cet organe affaibli. Ceci est fondé sur les faits suivants que j'ai observés sur des animaux de diverses espèces : lorsque les mouvements du cœur viennent de cesser, soit par une action réflexe provenant d'une irritation du nerf sympathique abdominal, soit par une excitation directe de la moelle allongée ou du nerf vague, une pression sur cet organe (c'est-à-dire une stimulation mécanique directe) suffit souvent pour rétablir ses mouvements (1).

IV. *Autres moyens physiques et mécaniques.* — Je ne parlerai pas maintenant de la pression pratiquée sur les artères

---

(1) Il y a un moyen très-puissant pour exciter les battements du cœur dans des cas de syncope partielle ; je ne le mentionne pas dans le texte, parce que ce moyen n'est pas mécanique. Il consiste à arrêter complète-ment la respiration du malade pendant une demi-minute ou deux tiers de minute. Le sang est bientôt alors plus chargé d'acide carbonique et excite le cœur davantage.

carotides ou sur les nerfs, attendu que ces moyens ne sont pas simplement mécaniques. Par la même raison, je ne parlerai pas ici de l'application des ligatures autour d'un membre ou de quelque autre partie, dans les cas d'une *aura epileptica* ou *hysterica*, etc. Je dirai seulement, maintenant, que, lorsqu'une attaque d'épilepsie, d'éclampsie, etc., est suivie d'un état comateux ou même de sommeil profond avec respiration pénible, il est de la plus grande importance de placer la tête du malade dans une position telle, que la langue, qui est alors plus ou moins paralysée, ne puisse tomber sur le larynx et en couvrir l'ouverture.

III. — DES MOYENS THÉRAPEUTIQUES AGISSANT PAR UNE IRRITATION DES NERFS SENSITIFS ET D'AUTRES NERFS INCIDENTS.

Ces moyens sont de la plus grande valeur ; et nos connaissances récemment acquises, en ce qui concerne leur mode d'action, constituent une grande partie des progrès accomplis à notre époque dans la thérapeutique des névroses. Ces moyens produisent leurs effets surtout par action réflexe ; la plupart agissent sur les nerfs vaso-moteurs, quelques-uns sur les nerfs de nutrition et de sécrétion. Beaucoup d'entre eux donnent une sensation de douleur pendant ou après leur application ; mais il est extrêmement probable que leur principal mode d'action se produit par une irritation des nerfs incidents non sensitifs (nerfs excito-moteurs des vaisseaux sanguins et nerfs excito-nutritifs et sécréteurs). J'établirai rapidement quels sont les points les plus intéressants concernant l'influence thérapeutique de ces moyens.

1° *Ligatures, pression, frictions et vésicatoires circulaires.* — Lorsque je commençai à faire usage des ligatures dans l'épilepsie, on croyait que l'application de ces moyens théra-

peutiques avait pour conséquence d'intercepter le passage
d'une irritation se dirigeant de la périphérie vers les centres
nerveux ; et je n'avais guère, contre cette manière de voir,
que des objections théoriques. Je vis bientôt plusieurs cas
semblables à quelques faits connus depuis longtemps, dans
lesquels la cause de l'aura était bien évidemment dans les
centres nerveux, et dans lesquels aussi les ligatures avaient
pourtant réussi à prévenir les attaques tout aussi merveilleu-
sement que dans les cas où une aura avait indubitablement
sa cause dans une partie périphérique.

Lorsque les sensations extrêmement variées qui accompagnent une aura (1), et lorsque cette aura elle-même ont
uniquement leur cause dans les centres nerveux, comme
par exemple dans les cas que je viens de mentionner, il est
bien évident qu'il n'y a rien de transmis de la périphérie
aux centres nerveux, d'où il suit nécessairement que les ligatures doivent agir autrement qu'en empêchant le passage
d'une chose quelconque. Ce premier point étant clairement
établi, je trouvai que, dans les cas d'une aura ayant une origine centrale, les ligatures agissaient en déterminant une
irritation des nerfs de la peau. Je remarquai en même temps
que leur action était plus puissante et plus efficace quand leur
application était soudaine que lorsqu'elle était lente et gra-
duelle, soit qu'on fît cette application avec force, soit qu'on la
fît avec douceur. Après avoir fait cette première remarque, je

---

(1) Je dis *qui accompagnent une aura*, parce que j'ai trouvé que les sensations qu'on désigne à tort sous le nom d'*aura*, ne sont en rien essentielles,
car elles varient extrêmement, et peuvent faire complétement défaut ; l'aura,
dans ce dernier cas, pouvant atteindre le même degré de puissance qu'*une
aura manifestement sentie*. Par conséquent, ces sensations que l'on considère à tort comme constituant l'aura, sont simplement des phénomènes ac-
cidentels qui accompagnent l'irritation spéciale et essentielle, non sentie,
qui, seule, devrait être nommée *aura*.

reconnus qu'elle était également applicable aux observations dans lesquelles l'aura partait distinctement de la périphérie. Je trouvai ensuite que, dans les deux sortes de cas, on pouvait en piquant, en frappant ou en frictionnant la partie qui était objectivement ou même subjectivement le point de départ d'une aura, on pouvait, dis-je, prévenir une attaque d'épilepsie, d'hystérie ou bien même une simple crise de convulsions locales ou générales, je fus dès lors amené à croire que les ligatures devaient principalement agir en déterminant une irritation des nerfs des parties sur lesquelles elles étaient appliquées, et je supposai que cette irritation devait nécessairement produire un changement favorable dans les centres nerveux (1). J'ai obtenu plus tard les résultats que voici :

a. — Il n'est pas nécessaire de provoquer une irritation (par une ligature, par le pincement, etc.,) sur le membre même d'où semble partir l'aura, le même moyen pouvant réussir, lorsqu'il est appliqué ailleurs; mais les chances de succès sont bien plus grandes dans le premier cas que dans l'autre.

b. — Une irritation fréquemment renouvelée ou constante (produite par un vésicatoire, un cautère, un séton, le cautère actuel, etc.), sur la région d'où l'aura semble partir, peut non-seulement empêcher des attaques, mais aussi, en modi-

---

(1) L'influence d'une irritation externe, produisant un changement favorable dans les centres nerveux, est bien mise en évidence dans des cas de myélite existant dans une petite zone de la moelle épinière. Cette influence est très-manifeste, quand la myélite est localisée dans la région supérieure ou moyenne de la région dorsale et que la totalité ou la presque totalité du renflement dorso-lombaire de la moelle épinière ne présente probablement d'autre altération qu'une forte congestion. Dans sept cas de ce genre bien caractérisés que j'ai vus seul ou avec les professeurs Trousseau et Nélaton, les docteurs Charcot et Verneuil, de Paris, J.-S. Ramskill et Hughlings Jackson, de Londres et le docteur L.-R. Stone, de Newton dans le Massa-

fiant la nutrition, là où l'irritation est faite (si l'aura est réellement d'origine périphérique) et dans les centres nerveux,
diminuer et même faire disparaître la tendance aux attaques
et conduire ainsi à une guérison complète.

c. — Par la même raison qu'une ligature circulaire peut
produire temporairement de bons résultats, un *vésicatoire
circulaire* étroit, appliqué tout autour d'un membre, d'un
orteil ou d'un doigt, ou bien une cautérisation circulaire faite
avec un fer chauffé au rouge-blanc, peut guérir l'épilepsie,
l'hystérie, la névralgie, etc., dans les cas où il existe une
aura bien distincte.

d. — Même dans les cas où l'on ne peut constater l'existence
d'une aura sentie ou non sentie, les ligatures, le pincement
et les autres moyens d'irritation, peuvent empêcher la production des attaques que l'on attend. Je dois ajouter, en outre,
qu'il a été démontré depuis longtemps déjà, — bien que
ce fait soit fort peu connu, — que des ligatures, appliquées
sur un ou deux membres peuvent empêcher l'explosion d'un
accès de fièvre intermittente. Comme la malaria produit la
fièvre en exerçant une influence particulière sur la moelle
épinière, le succès des ligatures contre la fièvre intermittente
est probablement dû à un changement favorable provoqué,
dans ce centre nerveux, par une irritation périphérique
de nerfs incidents.

2° *Le froid.* — La glace est le moyen le plus puissant que
nous possédions pour produire une contraction réflexe des

chusetts), il y avait, comme on l'observe du reste habituellement dans ces
sortes de cas, des spasmes tétaniques réflexes extrêmement violents et très-
fréquents dans les membres inférieurs. Chez ces sept malades, les spasmes
diminuaient tout à coup et cessaient promptement lorsque le gros orteil de
l'un ou de l'autre pied était saisi, tiré en bas subitement et énergiquement
et fléchi autant que les ligaments des articulations pouvaient le permettre.
Je pense que des moyens de ce genre devraient être essayés dans le tétanos
et particulièrement dans le tétanos traumatique.

vaisseaux sanguins. La vérité de ce fait, avant d'être démontrée d'une façon positive, avait acquis une grande probabilité par les faits suivants, connus depuis longtemps : l'application de la glace sur l'abdomen, ou à l'intérieur du vagin
ou du rectum, arrête souvent une hémorrhagie de l'utérus ;
cette application sur la tête est utile dans certains cas de congestion ou d'inflammation du cerveau ou de ses méninges,
dans certaines migraines symptomatiques ou idiopathiques ;
faite sur la poitrine elle peut arrêter une hémoptysie.
La glace peut également arrêter une hémorrhagie des intestins, de l'estomac ou des reins, lorsqu'elle est appliquée sur
l'abdomen ou sur les lombes ; elle peut être employée avec profit contre une inflammation des viscères ou des membranes
séreuses de la poitrine et de l'abdomen, et particulièrement
contre la fièvre puerpérale et la métropéritonite, comme
l'ont démontré, depuis longtemps déjà, Michaëlis de Kiel,
T. Helm et F. Kiwisch (1) ; appliquée le long de la colonne
vertébrale, elle peut guérir le tétanos et être utilement employée contre la méningite spinale (2).

Ces faits donnent une grande vraisemblance à l'idée que
la glace agit comme un irritant des nerfs incidents et qu'elle
produit, par l'influence de cette irritation transmise à la
moelle épinière ou à la base de l'encéphale, une contraction
réflexe des vaisseaux sanguins ; mais il n'y avait pas, que je
sache, de fait démontrant cette action spéciale du froid sur
les vaisseaux sanguins, avant que les expériences que j'ai

---

(1) Voir *The British and Foreign Medical Review*, pour 1837, vol. IV, p. 518 ;
et pour 1842, vol. XIII, p. 108 et 120.

(2) Les faits ci-dessus m'ont conduit à proposer (*Lectures on the various
Forms of Paralysis of the Lower Extremities.* 1861, p. 91 et 92) l'usage de
la glace pilée, appliquée dans des vessies tout le long de l'épine dorsale
dans les cas d'hémorrhagie dans le canal vertébral. J'ai depuis lors fait une
application utile de ce mode de traitement dans un cas de cette sorte.

faites, en 1851, c'est-à-dire il y a plus de seize ans (1), avec
mon ami, le docteur Tholozan, eussent démontré clairement
que la glace peut agir de cette façon. Nous trouvâmes que,
lorsque nous tenions une main dans de l'eau à zéro, il se
produisait dans l'autre main une contraction considérable
des vaisseaux sanguins et une diminution correspondante de
température. Ce fait, dont j'aurai à parler de nouveau dans
une autre leçon, ne peut guère laisser de doute à l'égard du
mode d'action de la glace dans les cas où elle est employée
avec l'intention d'agir sur une partie du corps éloignée de
celle où s'en fait l'application. Récemment, le docteur Chapman (2) a eu l'idée d'appliquer la glace sur la colonne vertébrale, dans le but de paralyser les nerfs vaso-moteurs des
membres et de la tête. Il affirme que l'application de la glace
sur la région lombaire de la colonne vertébrale produit une
dilatation des vaisseaux sanguins des extrémités inférieures
et toutes les conséquences d'un plus grand afflux de sang;
et qu'une application semblable entre les épaules produit,
à la tête, les effets de la section des deux nerfs sympathiques
cervicaux. Que son explication soit juste ou non, il rapporte,
en tous cas, des faits qui méritent d'attirer l'attention des
médecins. Le succès ne vient pas assez souvent couronner
nos efforts dans le traitement des névroses, pour que nous
négligions des moyens qui, d'après les assertions de ce praticien, ont guéri, dans un grand nombre de cas, l'épilepsie
ou d'autres affections nerveuses. Il faut donc espérer que des
médecins d'hôpitaux, y ayant beaucoup de malades, exami-
neront attentivement les procédés qu'il propose et cherche-
ront à déterminer la valeur réelle des applications du froid

---

(1) Voir le *Journal de la Physiologie de l'homme et des animaux* pour 1858,
vol. I, p. 497.

(2) *Medical Times and Gazette*, 18 juillet 1863.

sur la colonne vertébrale, dans le traitement des névroses.

J'essayerai de prouver, plus tard, que l'application de la glace à la partie supérieure de la colonne vertébrale agit comme toute autre irritation de la peau, mais avec un pouvoir plus grand, et qu'elle modifie, en l'améliorant, la nutrition des centres nerveux et particulièrement celle de la base de l'encéphale. Une influence réflexe sur la circulation du sang et sur la nutrition de la rétine peut aussi avoir lieu par suite de l'application de la glace sur le rachis. Une malade de M. Ernest Hart (1) a été guérie de l'épilepsie et de l'atrophie progressive du nerf optique par des applications du sac à glace de Chapman sur cette partie. La même malade avait été auparavant soignée par moi, et n'avait obtenu qu'un peu d'amélioration de l'usage du valérianate d'atropine.

Je désire qu'il soit bien entendu, cependant, que je ne recommande pas l'usage des sacs à glace, en caoutchouc, de Chapman. Je crois que, dans la plupart des cas où la glace doit être appliquée, son influence est très-notablement diminuée par l'interposition, entre elle et la peau, d'une couche assez épaisse de caoutchouc. Dans des cas de congestion de la base de l'encéphale ou des méninges cérébrales, il faut appliquer la glace pilée presque à nu sur la peau, en ayant soin de ne l'en séparer que par un linge fin. Le même mode d'application convient aussi dans certains cas où les extrémités sont très-froides, dans l'épilepsie, dans l'hystérie, dans certaines paralysies infantiles, dans la paralysie saturnine, et dans quelques autres espèces de paralysie chez les adultes. J'ai constaté que dans tous ces cas, si on frictionne avec de la glace, les pieds, les jambes, les bras et les mains, et qu'on ait le soin de faire tous les jours cette friction pendant dix

(1) Voir *The Lancet*, janvier 1865, vol. I, p. 6.

minutes environ, sur les parties que je viens de nommer, on améliore très-rapidement la circulation et la nutrition, et on accroît d'une façon notable et persistante la température des parties frictionnées. L'avantage que l'on peut retirer d'applications de ce genre contre l'extrême abaissement de température des parties paralysées est quelquefois considérable, même dans certains cas de maladie organique.

Ce serait ici le lieu de parler de l'hydrothérapie, si j'avais le temps de traiter de tous les moyens thérapeutiques. Je dirai seulement qu'une importante addition aux preuves de l'influence réflexe de l'eau froide sur les vaisseaux sanguins a été obtenue par le docteur L. Fleury. Il a constaté, par des mesures, prises avec grand soin, qu'après une douche froide appliquée sur la peau pour combattre une congestion du foie ou de la rate, ces deux organes diminuaient quelquefois de volume beaucoup plus que ne l'avaient dit d'autres médecins. Plusieurs faits intéressants observés dans ces derniers temps par un jeune médecin de talent, le docteur Béni-Barde, viennent confirmer l'idée que l'influence thérapeutique de l'hydrothérapie est due à une action réflexe sur les organes internes, provenant de l'excitation de la peau par l'eau froide.

3° *Cautère actuel et autres applications de la chaleur.* — Jobert, de Lamballe (1), Valleix (2), et d'autres ont exagéré les avantages de ce qu'on appelle la cautérisation transcurrente, contre la névralgie ; mais on ne peut mettre en doute que ce moyen ne soit un des plus efficaces contre cette affection et même contre d'autres névroses. Je dois dire que, pour obtenir un bon résultat, il n'est pas du tout nécessaire de produire une brûlure occasionnant de la suppuration.

(1) *Études sur le système nerveux.* Paris, 1838, vol. II, p. 648.
(2) *Guide du médecin praticien*, quatrième édit. Paris, 1860, vol. I, p. 656

Si le fer dont on se sert a une surface unie, si, en outre, il est chauffé à blanc et s'il est passé rapidement et avec légèreté sur la peau, il ne produira qu'une faible douleur. L'épiderme et une couche très-mince de la peau se dessèchent et tombent dans l'espace de deux ou trois jours, laissant une marque rougeâtre qui disparaît en peu de temps. J'ai employé ce moyen avec grand avantage dans un cas d'angine de poitrine et dans un grand nombre de cas d'épilepsie et de névralgie. Je l'ai employé aussi avec quelques succès, dans des cas de contracture, de torticolis, de paralysie agitante, etc. L'application de la chaleur, à l'aide d'autres moyens, le marteau de Mayor, par exemple, est très-utile dans un grand nombre d'affections nerveuses. En 1851, dans un cas de coma avec convulsions, dû à un arrêt complet de la sécrétion urinaire survenu à la suite d'une attaque d'hématurie rénale, le docteur Tholozan et moi, nous décidâmes, après vingt-quatre heures de traitement infructueux, d'appliquer la chaleur sur la peau des lombes et sur les côtés de l'abdomen. Une grande cuiller d'argent fut trempée dans l'eau bouillante et appliquée sur huit ou dix points. A notre surprise et à notre grande satisfaction, nous trouvâmes bientôt que la respiration s'améliorait. En moins d'un quart d'heure, les convulsions cessèrent, le malade reprit connaissance et put uriner un peu. Le retour de la sécrétion urinaire l'avait sauvé (1). Sans aucun doute l'irritation de la peau avait agi par une action réflexe sur les nerfs sécréteurs des reins et produit la sécrétion de l'urine.

4° *Applications alternatives du froid et de la chaleur.* — Guidé par l'influence puissante et bien connue des immer-

(1) Quelques années plus tard, ce malade, qui était un médecin, réussit avec moi, par les mêmes moyens, à sauver la vie d'un malade, qui était atteint de choléra, compliqué de coma urémique et de convulsions.

sions alternatives des enfants nouveau-nés dans l'eau froide
et dans l'eau chaude, pour rétablir la respiration, j'ai souvent appliqué, avec un résultat plus ou moins satisfaisant,
l'eau chaude et l'eau froide sur la colonne vertébrale, dans le
but de produire une contraction des vaisseaux sanguins de la
moelle épinière. Que ces vaisseaux soient déjà légèrement   .
contractés, ce qui est très-probablement le cas dans la paralysie et l'anesthésie réflexes, ou qu'ils soient dilatés, ce qui
est fréquent, dans la paraplégie hystérique, on peut obtenir
dans ces deux états opposés un certain soulagement en faisant
usage d'applications chaudes et froides. Cette heureuse modification est due à des causes que j'expliquerai dans une autre
leçon. J'ai trouvé que des applications alternatives de glace
et de cataplasmes chauds étaient fort utiles pour combattre
la névralgie (1). Un très-habile médecin de Londres, le docteur J.-S. Ramskill a obtenu quelque avantage, d'immer-
sions d'un membre paralysé dans des bains alternativement
très-chauds et très-froids.

5° *Cautérisation de l'arrière-gorge et du larynx.* — Un
homme de quelque talent, qui malheureusement alliait l'ex-
centricité, pour ne pas dire le charlatanisme, à un amour
véritable de son art, le docteur Ducros (1) avait l'habitude

(1) Ces applications alternatives de glace (pendant dix minutes) et de cataplasmes chauds (pendant une heure) que j'ai recommandées, il y a longtemps déjà, comme un moyen d'empêcher la formation des bulles et des
escharres aux fesses ou ailleurs dans des cas de myélite, de méningite spinale, de fracture ou de luxation de la colonne vertébrale, de typhus, etc.,
ont maintenant été employées si souvent avec succès, soit par moi-même,
soit par un grand nombre de médecins, que je pense pouvoir dire, en toute
sûreté, que ces altérations morbides de nutrition peuvent toujours être pré-
venues par ces moyens si simples. (Voir le remarquable ouvrage des docteurs
S.-W. Mitchell, G.-R. Morehouse, et M. W. Keen, intitulé : *Gun-shot Wounds
and other Injuries of Nerves.* Philadelphia, 1864, p. 25.)

(1) *Comptes rendus de l'Académie des sciences,* vol. XIII, p. 150 ; vol. XV,
p. 647, et vol. XVI, p. 1,203.

de traiter un grand nombre de maladies nerveuses et autres par des applications d'ammoniaque à l'arrière-gorge.
Des recherches plus rationnelles ont démontré qu'une
cautérisation de cette partie et, mieux encore des membranes muqueuses du larynx et du pharynx, est de la plus
grande valeur dans le traitement de la coqueluche et d'autres
affections spasmodiques du larynx ou des bronches; dans la
paralysie diphthérique ou hystérique du larynx et du pharynx et dans la forme d'épilepsie qui est due au laryngisme (1).

6° *Acupuncture, électro-puncture et faradisation.* —
Comme il serait impossible de parler de ces modes de traitement, sans des développements très-considérables, je dirai
seulement qu'ils sont d'une très-grande utilité contre les
diverses formes de paralysie, la névralgie, l'atrophie musculaire progressive, la contracture, la chorée, la paralysie
agitante et quelques autres névroses. J'ajouterai que l'acupuncture et l'électro-puncture sont des moyens thérapeutiques beaucoup trop négligés de notre temps.

7° *Diverses autres espèces d'irritation de nerfs sensitifs ou
incidents.* — Beaucoup d'applications sur la peau ont une
grande puissance pour changer l'état de nutrition des centres nerveux, ou des parties périphériques atteintes de douleurs, de spasmes, etc. Parmi les modes de traitement de cette
sorte qui ont été proposés dans ces derniers temps, je me
bornerai à signaler l'usage du nitrate d'argent et de l'acide
sulfurique, appliqués sur la peau dans des cas de névralgie;
l'usage du courant galvanique continu (sur lequel Remak
a surtout insisté), contre un grand nombre d'affections nerveuses; et l'application singulière mais certainement quel-

(1) Voir l'ouvrage du docteur Eben Watson : *Topical Medication of the
Larynx.* Londres, 1854, p. 103-164.

quefois suivie de succès de l'éther sulfurique dans le méat auditif contre la surdité fonctionnelle.

IV. — MODES COMPLEXES DE TRAITEMENT RÉUNISSANT LES PRO- CÉDÉS D'IRRITATION DES NERFS A CEUX QUI PRODUISENT UNE MODIFICATION DU SANG.

Parmi les modes de traitement relativement nouveaux qui appartiennent à cette classe, je ne ferai qu'une courte men- tion de quelques-uns pour ne parler avec quelque étendue que d'un seul. Des bains médicinaux toniques et excitants, — tels, par exemple, qu'un bain avec du sulfure de potassium ou un bain avec de l'arséniate de soude, — ont été trouvés très- utiles dans la chorée, et dans la plupart des affections ner- veuses dues à l'anémie, à la chlorose et au rhumatisme (1).

Les bains turcs et russes ont été reconnus utiles dans la paralysie réflexe, et dans les névroses dues à la goutte. Un autre mode de traitement qui mériterait plus qu'une mention succincte, peut devenir, avant peu, d'une très-grande impor- tance. Bien que son influence sur le sang (au moins d'une façon directe) soit probablement nulle, j'en parlerai ici parce qu'on l'a considéré, d'abord, comme un modificateur de la circulation du sang dans la tête. Ce mode de traitement, qui n'a donné jusqu'ici qu'une faible partie des bons effets qu'on peut en attendre, consiste en une pression exercée sur le nerf vague et sur le nerf sympathique cervical. On l'a employé sans savoir ce que l'on faisait, lorsqu'on com-

(1) On emploie pour un bain quatre onces de sulfure de potassium. Quant à l'arséniate de soude, le docteur Noël Guéneau de Mussy, qui l'a souvent prescrit dans ces derniers temps, recommande de l'employer avec du sous- carbonate de soude ; 100 grammes de ce dernier sel avec 1 gramme d'arsé- niate pour un bain.

primait les artères carotides dans le but de diminuer la quantité du sang dans la tête ; il a paru utile dans certains cas de manie, de migraine, de vertige, et plus particulièrement pour diminuer la durée d'une attaque d'épilepsie. Le docteur Alexandre Fleming (1) a aussi fait un heureux usage de ce moyen, pour provoquer le sommeil. Nous devons au docteur Pinel, et à ce physiologiste si exact et si ingénieux, le docteur Augustus Waller (2), la démonstration, que le principal effet d'une pression exercée sur l'artère carotide est d'irriter et de mettre en jeu le nerf vague et de diminuer conséquemment les mouvements du cœur. Mes propres recherches démontrent que le nerf sympathique cervical est, lui aussi, souvent excité par cette compression, ce qui est prouvé principalement par la dilatation des pupilles. Si la pression est considérable, on observe les effets qui suivent la section des deux nerfs, et surtout du vague (3). Je revien-

----

(1) Voir le *British and Foreign Medico-Chirurgical Review*, avril 1855, p. 404, édition américaine.

(2) Voir les *Proceedings of the Royal Society*. Londres, 1861, vol. XI, p. 302.

(3) En faisant cette opération, il est important de ne pas comprimer les veines du cou ou la trachée. Ces parties ont été très-probablement comprimées dans les cas suivants que je mets sous les yeux du lecteur et qui sont extraits d'un ouvrage de Jacobi. On éprouve, dit-il, « un sentiment de chaleur brûlante qui s'étend tout à coup à la tête et au cou et de là descend à la poitrine. Quand la compression n'est faite que d'un côté seulement, cette sensation existe à la partie correspondante de la tête et du cou, avec un sentiment de chaleur dans la tête, dans la plupart des cas. La face prend une teinte sombre et parfois vivement colorée ; on éprouve une sensation extrêmement douloureuse de compression dans la poitrine ; il existe, en même temps, une sensation de tension, de pesanteur et de douleur dans la tête ; des vertiges, de la titubation, de l'assoupissement, ou même un sommeil soudain avec respiration stertoreuse ; dans beaucoup de cas un commencement de syncope, avec incertitude dans l'usage des extrémités inférieures, et du trébuchement ; et, dans quelques cas, les malades tombent subitement frappés d'une insensibilité complète, mais ils reviennent promptement à eux. » (Jacobi, *Nature et traitement de la folie* (en allemand), cité dans le *British and Foreign Medical Review*. 1846, vol. XXII, p. 14.)

drai sur ce sujet dans les leçons suivantes ; j'ajouterai seulement pour le moment que nous avons, dans la compression du nerf sympathique cervical, un moyen d'une grande valeur contre la forme d'épilepsie nommée *le petit mal*.

V. — MODES SPÉCIAUX DE TRAITEMENT DANS LES AFFECTIONS NERVEUSES PÉRIODIQUES.

Je n'ai pas l'intention de m'occuper ici de l'influence favorable et si bien connue du sulfate de quinine contre des attaques parfaitement périodiques de névralgie, d'épilepsie, etc. Je désire seulement parler d'une méthode de perturbation du système nerveux que j'ai employée avec grand avantage dans quelques-uns de ces cas de convulsions locales, d'attaques d'épilepsie, d'hystérie, etc., qui reviennent à des époques presque périodiques, ou qui sont précédées de signes avant-coureurs donnant le temps de faire usage du moyen que je vais mentionner. Dans un cas d'attaques de spasmes des muscles de la mâchoire et de la face, d'un côté, précédées d'une sensation de picotement dans la joue, et ayant lieu plusieurs fois par jour, chez un petit garçon de sept à neuf ans, je trouvai qu'un exercice violent, sur une balançoire, faisait toujours avorter l'attaque quand le malade avait le temps d'atteindre une balançoire et d'en faire usage avant que la contraction musculaire eût commencé. Par ce moyen, qui n'a jamais manqué de réussir, cet enfant fut préservé des centaines de fois de ces attaques, pendant plus de deux ans que dura cette maladie nerveuse. La guérison eut lieu après la poussée d'une dent molaire, qui n'avait pas, cependant, causé la moindre douleur. La guérison a persisté, et ce jeune garçon est arrivé à l'âge d'homme fait, sans aucun trouble nerveux analogue à celui de son enfance. J'ai depuis observé, dans un grand nombre de cas d'hystérie et d'épilepsie, l'heureuse influence de ce mode ou d'autres modes plus ou moins analogues de perturbation thérapeutique du système nerveux.

D'autres moyens, en très grand nombre, destinés à modifier l'état du système nerveux, ont été employés avec quelque succès, soit par moi-même, soit par d'autres médecins. Parmi ces moyens, je mentionnerai seulement les suivants : une ligature autour d'un ou de plusieurs membres (même quand il n'y a pas d'aura évidente), appliquée fortement et subitement ; un pincement un peu vif de la peau ; une dose assez forte d'émétique prise avec une grande quantité d'eau ; une douche froide sur le dos ; l'application d'un puissant courant électro-magnétique intermittent ; une dose de 12, 15 ou 18 (*) grains de sulfate de quinine, prise une heure environ avant l'attaque attendue ; l'emploi d'un purgatif drastique ; l'inhalation du chloroforme, etc. Je donnerai plus de détails sur ces importants moyens de perturbation dans quelques-unes des leçons suivantes.

VI. — USAGE SPÉCIAL DES ANESTHÉSIQUES.

J'ai déjà dit que le chloroforme, pris par inhalation, peut être utile, comme moyen de prévenir une attaque prévue d'hystérie, d'épilepsie, etc. Je signalerai maintenant l'importance des inhalations de chloroforme dans trois espèces particulières de cas.

1° Quand l'état comateux dû à l'urémie, ou survenant à la suite d'une attaque violente d'épilepsie, est interrompu

(*)   12 grains = 0^{gr},777
     15   —   = 0^{gr},972
     18   —   — 1^{gr},166

fréquemment par des spasmes toniques ou cloniques des muscles respiratoires, augmentant l'intensité et la durée du coma, j'ai employé des inhalations de chloroforme sans exposer le malade à d'autre danger que celui qui peut exister dans les cas d'opérations chirurgicales où l'on emploie cet agent anesthésique. J'ai pu, ainsi, diminuer la durée du coma, en empêchant les contractions spasmodiques ou en diminuant leur violence. On sait que ce mode de traitement est particulièrement utile dans des circonstances presque analogues à celles dont je viens de parler, c'est-à-dire dans les cas de convulsions puerpérales. Dans beaucoup de cas d'épilepsie, dans lesquels de nombreuses attaques avaient habituellement lieu dans l'espace d'un ou de plusieurs jours (cette série d'accès étant suivie d'une période de suspension de la maladie pendant trois, quatre ou six semaines), et dans lesquels aussi un état comateux se montrait bientôt après un petit nombre d'accès, j'ai trouvé que l'emploi du chloroforme était très-avantageux. Les attaques, en effet, devenaient beaucoup moins fréquentes et bien moins violentes ; l'état comateux était rendu plus court et moins profond, et la période de grande aberration mentale qui survient après le coma se trouvait considérablement diminuée.

2° Dans l'état de délire ou de manie dû à l'hystérie, à l'épilepsie ou à l'urémie, comme aussi dans les cas de chorée empêchant le sommeil, le chloroforme rend d'immenses services, surtout si, après qu'il a produit le sommeil, on donne de la morphine ou un autre narcotique énergique, soit dans un lavement, soit par la méthode hypodermique.

Le docteur Briquet dit que, neuf fois sur dix, il a arrêté des attaques d'hystérie par des inhalations de chloroforme (1). Je n'ai pas été tout à fait aussi heureux que lui,

_____

(1) Voir *Traité clinique et thérapeutique de l'hystérie.* Paris, 1859, p. 700.

dans des cas de convulsions hystériques ; mais j'ai constaté
que des attaques de délire et de manie, dues à l'hystérie
(et aussi à l'épilepsie), ont presque toujours été promptement maîtrisées par le chloroforme.

3° Chez un malade qui avait assez régulièrement, chaque
semaine, des attaques d'épilepsie, j'employai une fois les
inhalations de chloroforme, presque sans interruption pendant deux ou trois jours, dans le but de prévenir l'attaque
ou les attaques attendues. Il était de la plus grande importance, dans ce cas, d'empêcher la venue d'une attaque, car
le malade, dans une précédente crise, s'était fracturé et luxé
un bras. Les inhalations de chloroforme le sauvèrent de l'attaque attendue, et le cal put être consolidé avant l'explosion de nouvelles crises. Un habile praticien et physiologiste distingué, M. Robert Dunn (1), de Londres, a vu ce
malade avec moi.

(1) Les détails de ce cas ont été publiés par M. Dunn dans *The British Medical Journal*. London, Febr. 1862, p. 140. Ce cas est remarquable à plus d'un
point de vue. Il montre la singulière coexistence d'une luxation de l'articulation scapulo-humérale et d'une fracture du col de l'humérus, accidents
résultant probablement, tous les deux, d'une contraction musculaire.

APPENDICE CINQUIÈME (*)

CONSIDÉRATIONS GÉNÉRALES SUR LES MODES D'ACTION ET D'AD-
MINISTRATION, SUR L'ANTAGONISME, ETC., DES REMÈDES
EMPLOYÉS CONTRE LES AFFECTIONS NERVEUSES FONCTION-
NELLES.

*Difficultés de découvrir le véritable mode d'action des
remèdes. — Analogies et différences thérapeutiques des
remèdes. — Injections sous-cutanées dans des cas de névralgie et dans d'autres névroses. — Influence du chloroforme pour augmenter la rapidité de l'absorption
cutanée. — Utilité de quelques méthodes négligées d'administration des remèdes. — Avantages des alcaloïdes
sur les extraits et sur d'autres préparations. — Antagonisme entre la belladone, le stramonium, la jusquiame
et la quinine, d'une part, et l'opium d'autre part. —
Nécessité des hautes doses de remèdes contre les névroses.
— Utilité de l'association de certains médicaments. —
Règles pour l'administration des bromures de potassium
et d'ammonium dans l'épilepsie. — Influence récipro-
que de certains narcotiques les uns sur les autres.*

MESSIEURS,

Les progrès récents de nos connaissances concernant les
différents points dont j'ai à parler, dans cette leçon, sont si

(*) Cet appendice est la traduction de la quatrième leçon de l'ouvrage du
docteur Brown-Séquard : *Lectures on Functional Nervous Affections.* 1868,
p. 63 à 89.

grands, qu'un volume d'une étendue et d'une importance
considérable pourrait être écrit sur cette matière. J'ai l'intention cependant de me borner à un court résumé des faits
principaux se rapportant à cette branche de la thérapeutique. Je traiterai successivement du mode d'action des remèdes, de leurs analogies et de leurs différences, de leur
administration, de leur choix, de leur antagonisme, de leurs
doses et de leur association.

I. — MODE D'ACTION DES REMÈDES.

J'ai déjà signalé l'influence particulière des remèdes qui
agissent en provoquant une irritation de la peau. Je parlerai
maintenant brièvement de leur mode d'action après qu'ils
sont entrés dans le sang et qu'ils ont été transportés dans
les parties principales de l'économie, et je laisserai de
côté certains détails qui auront leur place dans une autre
leçon.

S'il nous suffisait de savoir quels sont les principaux effets
produits par les remèdes sur le cerveau, la moelle épinière,
le cœur, etc., nous pourrions croire que notre connaissance
du mode d'action de ces agents thérapeutiques est vraiment
considérable ; mais si, pensant, avec juste raison, que cette
connaissance partielle ne suffit pas, nous désirons comprendre par quel mécanisme ou par quelle influence particulière, directe ou indirecte, ces effets sont produits, nous
sommes forcés de constater que sur ces points si importants
nos connaissances sont bien limitées. Cela est très-regret-
table, car la thérapeutique ne cessera d'être empirique que
lorsque ces dernières notions seront complétement acquises.

Nous avons, cependant, maintenant de bonnes raisons
pour espérer que le temps n'est pas éloigné où le véritable

mode d'action des remèdes les plus puissants sera suffisamment bien connu. Nous serons alors en état de les utiliser dans les cas où il est certain qu'ils peuvent être employés avec quelque avantage, au lieu de les ordonner aveuglément, comme cela arrive souvent : ce qui nous expose parfois à produire beaucoup plus de mal que de bien. Malgré les très-grandes difficultés que présente l'étude du mode d'action des remèdes, j'espère qu'avant longtemps de grands progrès seront accomplis sur cet important sujet. Cette espérance est fondée : premièrement, sur les résultats déjà obtenus par plusieurs expérimentateurs relativement au mode d'action de la strychnine, du curare, de la vératrine et de quelques autres poisons ou remèdes ; secondement, sur une connaissance plus complète des difficultés à surmonter et sur la découverte de nouveaux moyens capables de vaincre ces mêmes difficultés. Quelques-unes d'entre elles dépendent du nombre et de la variété des parties sur lesquelles les médicaments peuvent agir pour produire leurs effets ; d'autres sont dues à ce fait que les physiologistes et les toxicologistes, en faisant des essais sur des remèdes, ont presque toujours employé des doses toxiques. Cette dernière cause d'erreur est particulièrement regrettable, attendu qu'un grand nombre de remèdes peuvent avoir des actions complétement opposées, suivant qu'on les emploie à des doses thérapeutiques ou à des doses toxiques.

En ce qui concerne le nombre des parties sur lesquelles les remèdes peuvent agir, pour produire leurs effets, je montrerai par quelques exemples quelles sont les difficultés à vaincre. Essayons, pour bien fixer les idées, de découvrir sur quelle partie agit un médicament pour produire la contraction de la pupille. Il peut produire ce phénomène, soit en paralysant, soit en excitant certaines parties du système

nerveux ou de l'iris. Si c'est en paralysant que le médicament produit la contraction de la pupille, c'est qu'il agit
soit sur les parties de la moelle épinière ou de la moelle allongée qui donnent naissance au nerf grand sympathique
cervical, soit sur ce nerf lui-même (sur un point quelconque
de sa longueur depuis l'œil jusqu'à la moelle épinière), soit
encore sur les fibres musculaires radiées ou dilatatrices de
l'iris. Si c'est, au contraire, par une action excitante que ce
médicament produit le même phénomène, la partie sur laquelle il agit peut être, soit la base de l'encéphale, près de
l'origine de la troisième paire de nerfs ou de la cinquième ;
soit les fibres iriennes de la troisième paire, ou quelques
fibres de la branche ophthalmique de la cinquième ; soit aussi
les fibres musculaires annulaires qui forment le sphincter de
l'iris (1).

L'autre espèce de difficulté que j'ai mentionnée provient
de ce fait qu'un médicament, à des doses différentes, peut
produire deux effets opposés. La belladone, par exemple,
lorsqu'on la donne à dose thérapeutique, diminue, par
son influence sur les vaisseaux sanguins de la moelle épinière, la sensibilité, la faculté réflexe, la tendance aux convulsions, etc. ; mais lorsqu'on l'administre à dose toxique, la sensibilité et la faculté réflexe augmentent, et des
convulsions ont lieu. Dans les deux cas, il y a probablement
d'abord le même effet, c'est-à-dire une contraction des vaisseaux sanguins de la moelle épinière ; mais, dans le second
cas, la contraction est si énergique, que les fibres musculaires des vaisseaux sanguins, bientôt épuisées, se paralysent

---

(1) Voir les excellentes recherches du professeur Donders et du docteur De
Ruiter sur ce sujet dans l'ouvrage de Donders : *On the Accommodation and
Refraction of the Eye*, published by the *New Sydenham Society*. Londres, 1864,
p. 588.

et permettent la production d'une congestion considérable, dans la moelle épinière (1).

Dans d'autres leçons, je reviendrai sur cette question si intéressante de l'action des médicaments. Cependant je ne veux pas abandonner ce sujet sans engager ceux qui veulent faire des recherches originales, dans ce vaste et fertile champ de découvertes scientifiques, à lire un admirable mémoire, qui peut servir de modèle pour des travaux de ce genre : je veux parler du mémoire publié par MM. Martin-Magron et Buisson sur l'action de la strychnine comparée à celle du curare (2).

II. — ANALOGIES ET DIFFÉRENCES DES MÉDICAMENTS.

Plus nous faisons de progrès dans l'étude du mode d'action des médicaments, plus nous trouvons que les notions *à priori*, basées sur les propriétés chimiques des substances employées comme remèdes, se vérifient rarement. D'une part, si nous étudions les effets des sels ayant la même base, ou les effets des sels ayant le même acide, nous trouvons que ces effets varient extrêmement, même lorsque les sels que nous comparons sont isomorphes et possèdent des propriétés chimiques presque identiques. D'autre part, il y a des séries de médicaments qui n'ont aucune espèce de ressemblance chimique et qui produisent cependant un grand nombre d'effets semblables. Les découvertes récentes faites

(1) Lorsque des vaisseaux sanguins, dans l'oreille et la face d'un chien, sont amenés à se contracter considérablement par une très-puissante excitation galvanique du nerf sympathique cervical, nous trouvons qu'après un temps assez court, ils sont épuisés et paralysés, ce dont on a la preuve en les voyant se dilater autant, si ce n'est plus, que lorsque leur nerf moteur est divisé et paralysé.

(2) Voir le *Journal de la physiologie de l'homme*, etc. 1859, vol. II, p 473 et 584; et 1860, vol. III, p. 117, 323 et 5 2.

sur l'action de la belladone, de l'ergot de seigle et du bromure de potassium présentent un exemple intéressant de ce
que j'avance. Ces remèdes sont utiles contre l'incontinence
d'urine, les pertes séminales, le satyriasis, l'hyperésthésie
(générale ou localisée dans le larynx, le pharynx, le col de
l'utérus, les sphincters de la vessie et de l'anus, l'urèthre, etc.),
l'épilepsie, la coqueluche, la photophobie, la contraction de
la pupille, la congestion de la moelle épinière et de ses
méninges, l'albuminurie, etc.

Il y a cependant des différences marquées dans le degré
de puissance thérapeutique de ces diverses substances contre
ces états morbides. De ces trois agents thérapeutiques l'ergot de seigle, par exemple, est plus puissant que les autres
contre l'albuminurie et la congestion de la moelle épinière
et de ses membranes ; le bromure de potassium est plus
puissant que les autres contre l'épilepsie, le satyriasis, etc.,
et la belladone contre la coqueluche, l'hypéresthésie, l'incontinence d'urine, la contraction de la pupille, la photophobie, etc. La plupart de ces effets thérapeutiques sont dus
évidemment à une contraction des vaisseaux sanguins. C'est
aussi en produisant cette même contraction des vaisseaux
sanguins que la belladone et l'ergot de seigle agissent
quand on emploie ces substances pour arrêter certaines
hémorrhagies ou pour modifier les secrétions mammaire ou
salivaire (1).

(1) Je ne puis pas dire si le bromure de potassium pourrait être aussi employé utilement contre une hémorrhagie ; mais cela est extrêmement probable. Pour être bref, je n'ai pas donné les noms des observateurs qui ont
constaté l'utilité de ces trois médicaments, dans un si grand nombre d'états
morbides. Je crois, cependant, devoir dire : 1° que l'influence du bromure
de potassium contre la photophobie a été particulièrement démontrée par
MM. Cambron et Rossignol, qui l'emploient comme collyre (2 parties pour
20 d'eau) ; 2° que le professeur Von Willebrand a démontré que l'ergot de
seigle est, comme la belladone, un excitant des fibres musculaires des vais-

Je ne m'étendrai pas beaucoup sur les différences d'action de certains médicaments que la chimie peut nous engager à considérer comme plus ou moins semblables au point de vue de leur influence thérapeutique. Les preuves de la dissemblance d'action de ces substances sont très-nombreuses. Je me bornerai à en mentionner quelques-unes. Si nous comparons, d'une part, les effets produits par certains chlorures d'une base, avec ceux d'iodures ou de bromures de la même base, nous trouvons qu'ils diffèrent énormément. Si, d'autre part, nous comparons le chlorure de baryum, par exemple, avec un autre chlorure, nous trouvons que ces deux sels produisent des résultats extrêmement différents, sur l'homme ou sur les animaux. Il en est de même, bien qu'à un degré moindre, du bromure de potassium comparé au bromure de fer (1), ou même aux bromures de sodium et d'ammonium.

J'ai rapporté ces faits dans le but de démontrer que des expériences sur les animaux et des recherches attentives sur l'homme, doivent être faites comparativement pour que l'on trouve quels sont les effets physiologiques et thérapeutiques des médicaments, les analogies chimiques entre ces substances ne pouvant conduire à une conclusion positive à cet égard.

---

seaux sanguins de l'œil, et est capable, par conséquent, de diminuer la congestion vasculaire, dans cet organe comme dans la moelle épinière ; 3° que le docteur Poyet et le docteur Commarmond ont trouvé que du pain de seigle contenant de l'ergot, de même que la belladone, arrête la sécrétion mammaire ; 4° que les recherches du docteur Addinell Hewson, faites sur 78 jeunes garçons atteints d'incontinence nocturne d'urine, ont confirmé d'une façon décisive la valeur thérapeutique déjà connue du bromure de potassium et de la belladone dans cette affection.

(1) Le docteur Ch. Bland Radcliffe a reconnu que le bromure de fer n'a aucune efficacité contre l'épilepsie. Mes propres recherches m'ont conduit à la même conclusion.

III. — MODE D'ADMINISTRATION DES MÉDICAMENTS.

I. — La méthode des injections sous-cutanées peut être considérée comme un des plus grands progrès accomplis de nos jours en thérapeutique. Conduit par l'idée d'appliquer des narcotiques directement sur des nerfs atteints de névralgie, le docteur Alexander Wood, d'Edinbourg, ouvrit ce champ nouveau à la thérapeutique, en 1855 (1). Depuis lors, beaucoup de praticiens ont trouvé que les injections hypodermiques sont souvent le meilleur mode d'administration des médicaments, non-seulement contre des affections locales, mais encore contre toutes les formes des maladies nerveuses fonctionnelles, ainsi que contre la goutte, le rhumatisme, la fièvre intermittente, etc. On doit beaucoup à M. Charles Hunter (2), de Londres, pour ses recherches sur cette nouvelle méthode thérapeutique. C'est lui qui a le plus contribué à établir solidement, sinon à démontrer complétement, les trois propositions suivantes : 1° que, dans les cas de névralgie, on peut obtenir des effets semblables, que les injections soient-faites à distance ou localement ; 2° que par des injections à distance (faites dans divers endroits) on évite les fâcheux effets d'injections locales pratiquées sur la même partie ; 3° que diverses affections, qui ne sont ni locales ni névralgiques, peuvent être traitées avec succès par ce procédé.

Cette méthode, qui est maintenant extrêmement usitée, a

(1) Le premier travail du docteur Wood a été publié en avril 1855 dans *The Edinburgh Medical and Surgical Quarterly Journal*, p. 265 ; mais sa découverte a été faite en 1843, c'est-à-dire longtemps avant cette publication, et sa méthode fut bientôt généralement connue à Edinbourg. Son second travail parut dans *The British Medical Journal*, d'août 1858, p. 721.

(2) Voir *The Medical Times and Gazette* pour 1858 et 18 9, et sa brochure : *On the Speedy Relief of Pain and other Nervous Affections by Hypodermic Injections*. Londres, 1865.

de très-grands avantages sur la plupart des autres méthodes
d'administration des remèdes. Je signalerai seulement quelques-uns de ces avantages : 1° rapidité d'effet ; 2° certitude
que le médicament ne courra pas le risque d'être décomposé
dans le tube digestif par les aliments et leurs produits, les
sécrétions ou les fèces ; 3° possibilité d'introduire sans danger
dans le système circulatoire une dose beaucoup plus grande
de substance. Ce dernier avantage est le plus important de
tous ceux que l'on doit à la méthode hypodermique dans les
cas de névralgie. Ceci explique comment des malades atteints
de cette affection, après avoir ingéré des doses considérables de narcotiques, sans obtenir d'amélioration permanente
ou temporaire bien marquée, sont cependant, quelquefois,
guéris complétement par une ou plusieurs injections hypodermiques de narcotiques. Ce fait a été observé par le docteur Alexandre Wood, le docteur Ruppaner, le professeur
Béhier, M. Charles Hunter, par moi-même et, dans ces
derniers temps, par nombre d'autres médecins.

J'ai reconnu qu'une injection sous-cutanée de substances
purement narcotiques est généralement aussi profitable lorsqu'elle est faite à une grande distance du siége de la douleur
(soit névralgique, soit inflammatoire) que lorsqu'elle est faite
au siége même du mal. J'ai vu aussi, comme du reste le
docteur Mason Warren (1) l'avait constaté avant moi, que,
même dans des cas de névralgie traumatique, les injections
éloignées peuvent être aussi utiles que les injections locales. Je dois dire, cependant, que, quelquefois, dans des
cas de névralgie ordinaire, alors surtout que la substance
employée était quelque peu irritante, j'ai obtenu de meilleurs résultats quand je faisais l'injection près du siége de

(1) Voir le *American Journal of the Medical Sciences*, avril 1864, p. 323.

la douleur que lorsque je la faisais à une grande distance. La différence en faveur du premier procédé est probablement due à l'heureuse influence d'une contre-irritation agissant localement, à la façon d'un vésicatoire, d'une brûlure, etc., sur quelques ramifications du nerf affecté.

Une nouvelle méthode de contre-irritation, qui promet d'être d'une grande efficacité et qui consiste dans des injections sous-cutanées de substances irritantes, a été recommandée dernièrement par le docteur Luton (1). La simple irritation mécanique déterminée par la pression d'un fluide peut même suffire pour donner un effet utile. En effet, un jeune médecin très-intelligent et très-instruit, le docteur E. C. Séguin, de New-York, m'a affirmé avoir vu une injection d'eau pure produire un excellent résultat dans quelques cas de névralgie.

Il est essentiel que les injections soient faites dans le tissu cellulaire environnant les nerfs affectés, dans les cas de tétanos, d'hydrophobie, d'épilepsie ou de toute autre névrose due à une blessure. Dans ces sortes de cas, en effet, il est de la plus haute importance d'ajouter à l'influence générale du médicament, après son introduction dans le sang, le bénéfice (si faible qu'il puisse être) de l'action locale exercée directement par ce médicament sur les fibres nerveuses blessées ou irritées.

Il y a plus de sept ans (en 1860), guidé par la connaissance des effets antagonistiques de la morphine et de l'atropine sur l'encéphale, je fus conduit à injecter ces deux agents à la fois, dans le but de recueillir le bénéfice des effets thérapeutiques de l'un et de l'autre contre la douleur. J'employai d'abord une solution faite avec un demi-grain de sulfate de

(1) *Archives générales de médecine*, octobre et décembre 1863, pages 385 et 667.

morphine et un soixantième de grain de sulfate d'atropine (*).
Pour des raisons que je ferai connaître tout à l'heure, je me
sers maintenant d'une solution contenant un demi-grain ou
deux tiers de grain de sulfate de morphine et un vingt-cin-
quième ou un trentième de grain de sulfate d'atropine (**). On
obtient par cette combinaison les avantages suivants : 1° l'addition des bons effets de ces deux médicaments contre la
douleur; 2° la possibilité d'employer de hautes doses de
ces narcotiques avec sécurité, ou au moins sans déterminer
de troubles cardiaques ou cérébraux ayant de l'intensité ou
une durée notable.

La méthode hypodermique a déjà prouvé son utilité contre la migraine, le vertige, le délire, la manie, l'hystérie,
l'épilepsie, la chorée, l'éclampsie, le tétanos, la névralgie
et les douleurs de toutes sortes, etc. En ce qui concerne
les substances employées jusqu'à présent en injections,
outre les deux principales, qui sont la morphine et l'a-
tropine, je ne nommerai que la strychnine, la vératrine, la
narcéine, la quinine et l'acide cyanhydrique. Ce dernier
médicament a été particulièrement employé, avec grand
avantage, par le docteur D. Macleod, dans la manie aiguë et
chronique, dans la manie puerpérale ou menstruelle, dans la
mélancolie et dans l'épilepsie. Il employait de deux à six
gouttes d'acide de Scheele étendu de trente gouttes d'eau.

II. — Les premières et si intéressantes expériences du
docteur B. W. Richardson (1), par lesquelles il crut avoir
trouvé un procédé, ayant beaucoup de valeur, pour produire

(*)   1/2   grain = 0ᵍʳ,032
                           1/16   —   = 0ᵍʳ,001
(**)   2/3 de grain = 0ᵍʳ,044
                           1/25   —   = 0ᵍʳ,003

(1) Voir le *Medical Times and Gazette*, pour février et juin 1859,
pp. 156, 647.

l'anesthésie locale, ont conduit le docteur Aug. Waller (1) à
une découverte très-importante. Ce dernier a trouvé que, si
on mêle certaines substances, telles que l'atropine, la strychnine, la morphine et la teinture d'aconit, avec le chloroforme, et si on applique le mélange sur la peau, l'absorption
de ces substances est très-rapide, tandis que, si on remplace
dans ce mélange le chloroforme par de l'alcool, l'absorption
est très-lente ou même tout à fait empêchée. La possibilité
d'introduire rapidement dans le sang les narcotiques les plus
actifs et quelques autres médicaments, sans être forcé de
pratiquer l'injection hypodermique, est très-précieuse quand
le malade redoute une opération quelconque, quelque peu
douloureuse qu'elle soit, et quand il est nécessaire de mettre
pour longtemps le malade sous l'influence de ces substances
médicatrices, comme, par exemple, dans le tétanos, dans l'hydrophobie, dans les douleurs névralgiques persistantes, etc.

III. — Dans ces dix ou quinze dernières années, on a observé des faits très-importants, relativement au choix à faire
de la partie de la surface du corps qui convient le mieux à
l'absorption de certains médicaments. Je me bornerai à mentionner les suivants :

1° Le professeur Bernard (2) et d'autres observateurs ont
reconnu que le curare est à peine absorbé par les membranes muqueuses de la bouche et de l'estomac, tandis que
son absorption est très-prompte lorsqu'il est déposé sur
quelques autres membranes, ou dans le tissu cellulaire sous-
cutané.

2° M. W. S. Savory (3) a reconnu que l'absorption de la

(1) Voir le *Journal de la physiologie de l'homme*, etc. 1860, vol. III,
p. 443.
(2) *Leçons sur les effets des substances toxiques et médicamenteuses*.
Paris, 1857, p. 283.
(3) Voir *The Lancet*, pour 1863, vol. I, pp. 515, 548.

strychnine est, à un tel point, plus prompte par la membrane muqueuse du rectum que par l'estomac, qu'en donnant par le rectum une dose qui n'est que le quart de celle qu'on donne par l'estomac, il en a obtenu des effets plus énergiques.

3° J'ai trouvé que des pommades belladonées et opiacées employées contre les douleurs utérines, névralgiques ou autres agissent avec plus de rapidité et de profit, lorsqu'elles sont introduites sur une petite boule de charpie dans le rectum que dans le vagin ; ce qui démontre bien que l'absorption est beaucoup plus rapide par la membrane muqueuse du rectum que par celle du vagin (1).

IV. — Depuis quelque temps, la méthode qui consiste à appliquer des narcotiques sur la peau dépouillée préalablement de son épiderme par un vésicatoire est un peu tombée en désuétude, à cause de la supériorité de la méthode hypodermique. Je proteste, cependant, contre l'abandon d'une méthode qui a le double avantage de la contre-irritation et de la rapide absorption d'un narcotique, et qui peut être quelquefois plus utile que les injections sous-cutanées. Dans un cas de névralgie crurale qui n'avait pas été améliorée, d'une façon marquée, par des injections hypodermiques de morphine et d'atropine, j'ai obtenu d'abord une amélioration rapide, puis la guérison, grâce à l'application d'une série de vésicatoires ammoniacaux et à l'influence du sulfate de morphine appliqué sur le derme dénudé (1).

(1) Selon Charpentier jeune, l'hyoscyamine, la daturine et l'atropine produisent des effets beaucoup plus prompts lorsqu'elles sont administrées par l'injection rectale que par la méthode hypodermique. J'ai fait des expériences comparatives, qui ne confirment pas cette allégation. Il parait vrai, cependant, que chez certaines personnes, l'absorption de l'atropine est presque aussi rapide par la membrane muqueuse du rectum que par le tissu cellulaire sous-cutané. (Voir les recherches de Charpentier dans l'*Annuaire de thérapeutique* de Bouchardat pour 1864, pages 21 et suivantes.)

(1) Je ne parle pas d'un mode d'administration des narcotiques proposé

V. — Il y a deux autres méthodes d'administration des médicaments qui ont été récemment très-employées, particulièrement dans certaines maladies qui n'ont rien de commun avec les névroses. L'une d'elles, qui consiste dans l'inhalation de fluides pulvérisés, peut être très-utile contre l'asthme, le spasme de la glotte, la coqueluche, la paralysie du pharynx ou du larynx, etc. L'autre méthode, qui consiste à fumer des cigares ou des cigarettes médicamenteux, peut être employée avec avantage, non-seulement contre les névroses laryngiennes et autres dont je viens de parler, mais aussi contre le laryngisme épileptique, l'hystérie et même le tétanos. La jusquiame, le stramonium, la belladone et un grand nombre d'autres médicaments peuvent être employés par l'une ou l'autre de ces deux méthodes d'administration.

IV. — CHOIX DES MÉDICAMENTS.

Le temps n'est pas éloigné où beaucoup de substances médicamenteuses ne seront employées que rarement et où l'on ne fera guère usage que de leurs principes actifs. La belladone, dont les préparations pharmaceutiques sont si variables, et auxquelles, par conséquent, nous ne pouvons guère nous fier, sera l'un des premiers médicaments complexes que l'on abandonnera. On la remplacera par son principe actif qui possède ses propriétés physiologiques et thérapeutiques essentielles.

Mais quelques médicaments complexes, tels que l'opium,

par M. Lafargue (*Bulletin de thérapeutique*, 15 janvier 1861, p. 22), attendu que je ne lui reconnais aucun avantage sur la méthode hypodermique. Il consiste à introduire sous la peau de petits cylindres durs composés d'un mucilage, dans lequel on fait entrer une petite quantité de sucre en poudre et la dose habituelle d'atropine, de morphine, de strychnine, de vératrine, etc.

et particulièrement le laudanum, échapperont au sort de
la belladone et de quelques autres substances, parce que
leurs effets ne peuvent être obtenus complétement par
aucun des nombreux et différents principes actifs qu'ils
contiennent. Il en sera de même pour quelques médicaments
ne contenant en apparence qu'un seul principe actif et qui,
pourtant, ont des propriétés physiologiques et thérapeutiques ne paraissant pas exister dans les principes actifs qu'on
a pu jusqu'ici en extraire. On dit qu'il en est ainsi pour
la cantharidine qui semble ne pas avoir, sur les organes
génitaux, la même puissance d'action que la teinture de
cantharides.

Parmi les principes actifs qui ont été récemment substi-
tués aux médicaments composés dont ils sont extraits, je
citerai l'atropine, la vératrine, l'acide valérianique, la digi-
taline et même l'aconitine, malgré la valeur réelle de la
teinture d'aconit de Fleming et aussi malgré cette assertion
de Schroff (contredite du reste par mes observations), que
l'aconitine agit autrement que l'aconit.

V. — ANTAGONISME ENTRE PLUSIEURS MÉDICAMENTS IMPORTANTS.

Ce n'est pas ici le lieu d'entrer dans de longs détails sur
cet important sujet. Cependant, je ne peux me dispenser de
dire quelques mots sur les effets antagonistiques des médicaments que l'on emploie très-souvent ensemble dans les
affections nerveuses fonctionnelles. Je parlerai d'abord de
l'antagonisme qui existe entre les propriétés de l'opium d'une
part, et celles de la belladone, de la stramoine, de l'alcool
et de la quinine, de l'autre. L'antagonisme entre l'opium et
la belladone est connu depuis des siècles. Cependant, on a

acquis récemment sur ce sujet des notions bien plus exactes, qui sont particulièrement dues aux recherches du professeur Béhier (1), du docteur C. C. Lee (2), du docteur W. F. Norris (3), et des docteurs S. W. Mitchell, Morehouse et Keen (4). Il résulte des recherches de ces praticiens, aussi bien que des miennes propres, qu'outre les effets antagonistiques bien connus de ces deux médicaments sur l'œil, il y a entre eux un antagonisme bien marqué dans leurs effets sur le cœur, sur le cerveau et sur la moelle épinière. En conséquence de cet antagonisme la dose d'opium pour produire le sommeil doit être plus grande que d'habitude, si la belladone est employée en même temps ; et d'un autre côté dans la paraplégie réflexe la dose de belladone doit être plus grande que d'habitude, si le malade prend aussi de l'opium. Je pourrai en dire autant à l'égard de l'antagonisme qui existe entre l'opium et le stramonium ou la jusquiame (5).

Nous devons au docteur Gubler (6) la découverte importante que la quinine est, à plusieurs égards, et notamment quant à son action sur le cerveau, antagoniste de l'opium : d'où il suit que, selon les circonstances, il peut être ou utile

(1) *Bulletin de thérapeutique* pour 1859, vol. LVII, p. 41.
(2) *The American Journal of the Medical Sciences,* janvier 1862, p. 54.
(3) *Amer. Journal,* etc., octobre 1862, p. 395.
(4) *Amer. Journal,* etc., janvier 1865, p. 67.
(5) Malgré le nombre de cas de guérison apparente de l'empoisonnement par l'opium, à l'aide du traitement par la belladone, je persiste, comme le fait aussi Bouchardat (*Annuaire de thérapeutique* pour 1860, p. 24), à recommander de combattre l'empoisonnement par l'opium, à l'aide du café, et en tenant le malade éveillé par des mouvements actifs et passifs, ou le faisant marcher, si cela est possible. Les expériences de Onsum (*Schmidt's Jahrbücher der gesammten Medizin*, 1865, p. 498) et les miennes propres, démontrent que la mort par l'opium a lieu par la même dose, soit que nous employions la belladone, soit que nous ne l'employions pas. Ces expériences établissent clairement que les effets toxiques de ces poisons, chez certains animaux, du moins, ne se neutralisent pas réciproquement.
(6) *Gazette des hôpitaux*, 1858 p. 62.

ou nuisible d'employer ces deux médicaments ensemble. Nombre de faits tendent à établir aussi que l'alcool est capable de neutraliser quelques-unes des propriétés de l'opium, et particulièrement son influence sur le cœur et sur la peau.

Parmi les autres médicaments employés souvent dans les névroses, l'un des plus importants, la strychnine, est en partie neutralisé dans ses effets par l'aconit, le camphre, le curare et la fève de Calabar. J'ai démontré ailleurs qu'il existe un antagonisme bien marqué entre la strychnine, d'une part, et la belladone et l'ergot de seigle, d'autre part (1).

L'espèce d'antagonisme dont je viens de parler ne peut pas être considérée comme due à une neutralisation chimique. A l'égard de cette dernière espèce d'antagonisme, il est important de savoir que les médicaments les plus énergiques, usités contre les névroses, peuvent être rendus tout à fait inactifs par l'influence chimique de certaines substances que l'on pourrait être tenté d'employer avec ces médicaments. Ainsi le docteur A. Garrod a montré que les alcalis et particulièrement la liqueur de potasse, détruisent les principes actifs de la belladone, du stramonium et de la jusquiame (2). Bouchardat, avant l'auteur anglais, avait déjà démontré que presque tous, sinon tous les alcaloïdes connus, sont précipités par l'iodure ioduré de potassium.

VI. — SUR LES DOSES DES MÉDICAMENTS.

Il importe de faire quelques remarques à ce sujet. La première est que de petites doses de la plupart des médicaments sont sans la moindre utilité, et laissent les affections ner-

---

(1) Voir *Lectures on the Various Forms of Paralysis of the Lower Limbs*. Philadelphia, 1861.

(2) Voir *The Lancet*, Londres 1857, vol. II, p. 557. ?

veuses, contre lesquelles on les emploie, suivre leur marche et jeter des racines plus profondes dans l'organisme. Il importe donc, surtout dans l'épilepsie, le tétanos, la névralgie, la paralysie réflexe, l'angine de poitrine, la coqueluche, etc., d'employer les plus fortes doses que le malade puisse supporter sans danger. Je ferai aussi remarquer, qu'avant de donner des médicaments à hautes doses, et surtout s'il s'agit de l'opium, il importe de s'assurer que les glandes principales, et particulièrement les reins, sont en parfait état ; car, s'il en était autrement, on pourrait déterminer des effets toxiques avec la même dose qui, dans les cas ordinaires, peut être donnée sans danger. Je ferai encore observer que dans des affections comme le tétanos, où il existe un antagonisme réel entre la maladie et le remède, il importe, au moment où l'on va administrer une nouvelle dose du médicament, de s'assurer si les symptômes de l'affection nerveuse n'ont pas disparu et ne sont pas remplacés par les symptômes qui caractérisent un empoisonnement par le médicament. Dans un cas, non publié que je sache, et dont on m'a rapporté les détails, un habile médecin, le docteur P. G...... réussit à obtenir la cessation de symptômes tétaniques ; mais, malheureusement, de nouvelles doses d'opium furent données après cette cessation, et le malade mourut d'empoisonnement par l'opium.

VII. — ASSOCIATION DES MÉDICAMENTS.

Dans le traitement des affections nerveuses fonctionnelles, beaucoup de médecins donnent souvent simultanément, au même malade, deux ou plusieurs médicaments puissants. Cette manière de faire, que j'adopte presque toujours, en traitant certaines névroses, a de très-grands avantages ; ce-

pendant, elle peut nuire au malade, ou au moins neutraliser
les bons effets d'un médicament par l'influence d'un autre.
L'observation clinique enseigne quels sont les risques et les
avantages de ce procédé, en nous faisant constater les trois
espèces de changement que je vais signaler et qui peuvent
se produire lorsque deux médicaments très-puissants sont
employés simultanément : 1° les propriétés curatives de l'une
ou des deux substances peuvent être diminuées ou détruites
par l'influence que l'une d'elles peut avoir sur l'autre ; 2° ces
propriétés peuvent être augmentées ; 3° de nouvelles propriétés (utiles ou préjudiciables) peuvent résulter de l'influence de l'un de ces médicaments sur l'autre.

Notre ignorance, en ce qui concerne l'action des substances
médicamenteuses, l'une sur l'autre, en présence des tissus
et des fluides de l'organisme humain est trop grande pour
nous permettre de donner aveuglément des remèdes puissants à haute dose, en nous fondant uniquement sur notre
connaissance de l'action de ces médicaments lorsqu'ils sont
donnés seuls, ou bien, ce qui est pis, en agissant d'après ce
que nous savons de l'influence chimique que ces agents médicamenteux possèdent l'un sur l'autre hors de l'organisme.
Il est donc nécessaire en faisant des expériences sur les effets
thérapeutiques de deux ou plusieurs médicaments puissants
employés ensemble, d'administrer d'abord de petites doses,
que l'on augmentera graduellement si les effets produits démontrent qu'on peut le faire sans danger et avec avantage.

L'importance de l'association de certains remèdes contre
les névroses a attiré mon attention depuis nombre d'années,
mais particulièrement depuis mars 1860, après ma nomi-
nation au poste de médecin de l'Hôpital national pour les
paralytiques et les épileptiques, à Londres. Vers la fin de
cette année, nous commençâmes, mon collègue le docteur

Ramskill et moi, à traiter l'épilepsie par de hautes doses de bromure de potassium. Je fus bientôt conduit à associer l'iodure de potassium au bromure, et il devint presqu'aussitôt évident que, dans la plupart des cas d'épilepsie (idiopathique, symptomatique, ou sympathique, mais particulièrement dans une autre forme qui est beaucoup plus commune qu'on ne croit, et dans laquelle cette affection est due ou liée à une congestion de la base de l'encéphale ou de ses méninges), ces deux remèdes employés simultanément avaient bien plus d'efficacité que l'un ou l'autre d'entre eux employé isolément. Vers la fin de 1861, après avoir reconnu que le bromure d'ammonium avait une influence thérapeutique spéciale dans des cas de congestion de la moelle allongée et des parties supérieures de la moelle épinière, je commençai à associer ce sel avec le bromure et l'iodure de potassium, dans le traitement de l'épilepsie. En 1862 et 1863, quelques-uns de mes malades américains ayant été ou considérablement soulagés, ou guéris, en apparence, par l'usage combiné de ces sels, mes prescriptions furent répandues de toutes parts dans les États-Unis, par les malades eux-mêmes, par leurs amis et par des pharmaciens avides de gain.

Ce mode de traitement de l'épilepsie a ainsi été soumis à une immense expérimentation qui ne permet pas de douter de sa supériorité. Sans aucun doute on n'obtient pas souvent par son emploi une guérison permanente, mais il diminue habituellement d'une façon très-notable la violence et la fréquence des attaques et l'on a, grâce à lui, de bien meilleurs résultats que par les différents modes de traitement à l'aide des principaux remèdes connus contre l'épilepsie, tels que : l'atropine ou la belladone, le sulfate de cuivre, le nitrate d'argent, la strychnine, la valériane, le zinc, la digitale, ou les procédés énergiques de contre-irritation, tels que des applications de glace, de moxas, d'huile de croton, etc., sur la colonne vertébrale ou sur la tête.

Dans des cas où les malades n'avaient retiré aucun avantage de l'usage de l'un des remèdes dont je viens de parler ou du bromure et de l'iodure de potassium, employés seuls ou ensemble, ou du bromure d'ammonium seul, et dans d'autres cas où une amélioration obtenue s'est arrêtée, j'ai très-souvent reconnu la supériorité de l'influence thérapeutique de l'association du bromure d'ammonium avec l'iodure et le bromure de potassium. Une amélioration décidée et durable a été obtenue dans la plus grande partie de ces cas, par l'usage des trois sels employés simultanément.

Ma prescription habituelle pour un adulte, dans des cas d'épilepsie idiopathique et aussi dans des cas où cette affection convulsive paraît résulter d'une congestion de la base de l'encéphale ou de ses méninges, est la suivante :

$\tilde{\eta}$. Iodure de potassium....... 1 drachme (4 grammes).
Bromure de potassium..... 1 once (31^{gr},8).
Bromure d'ammonium.... 2 drachmes 1/2 (10 gr.)
Bicarbonate de potasse (1). 2 scrupules (2^{gr},7).
Infusion de colombo....... 6 onces (190 grammes).

Solution dont le malade prendra une cuillerée à café avant chacun des trois repas, et trois cuillerées à café à l'heure du coucher, avec un peu d'eau.

Dans des cas d'épilepsie syphilitique, j'ai à peine besoin de dire que la prescription doit être modifiée de façon à contenir beaucoup plus d'iodure de potassium (cinq ou six drachmes au lieu d'un). Dans des cas d'épilepsie où les atta-

(1) Lorsque le pouls du malade est faible, je remplace le bicarbonate de potasse par du sesquicarbonate d'ammoniaque, et les six onces d'infusion de colombo, par une once et demie de la teinture de ce médicament, mélangée à quatre onces et demie d'eau distillée.

ques sont précédées d'un laryngisme ou d'un trachélisme violent, je change la quantité relative des deux bromures, diminuant de deux drachmes le bromure de potassium et augmentant d'un drachme ou d'un drachme et demi le bromure d'ammonium.

Il y a des règles relatives au traitement de l'épilepsie par les bromures de potassium et d'ammonium, employés ensemble ou séparément, qui sont de si grande importance, que je profiterai de cette occasion pour les mentionner brièvement, renvoyant les détails au moment où je traiterai spécialement de l'épilepsie. Ces règles sont les suivantes :

1° Lorsque ces médicaments déterminent de la somnolence pendant le jour, on pourra éviter cet état de torpeur en donnant des doses relativement petites dans la journée, et une dose beaucoup plus forte très-tard dans la soirée.

2° La quantité de ces médicaments à prendre chaque jour doit être assez grande pour produire une anesthésie évidente, bien que non complète, de l'arrière-gorge ainsi que des parties supérieures du larynx et du pharynx ; cette quantité quotidienne variant (selon l'idiosyncrasie du malade) de 45 à 80 grains de bromure de potassium, et de 28 à 35 grains (*) de bromure d'ammonium, lorsque l'un de ces sels seulement est employé ; et, une plus petite quantité de chacun, mais particulièrement du second, lorsqu'ils sont employés ensemble.

3° Considérant que le bromure de potassium (et, à un moindre degré, le bromure d'ammonium aussi) ne produit que très-rarement un effet salutaire contre l'épilepsie, sans

(*)   45 grains anglais = environ 3 grammes.
          80   —   =   —   5   —
          28   —   =   —   1   —   4/5
          35   —   =   —   2   —   1/3

provoquer en même temps une éruption acnéiforme à la face, au cou, aux épaules, etc., et qu'il semble même y avoir une relation positive entre l'intensité de l'éruption et l'efficacité du remède contre cette névrose, il est très-important d'augmenter la dose quand il n'y a pas d'éruption, comme aussi quand cette éruption disparaît, à moins que la dose donnée dans les vingt-quatre heures ne soit déjà si considérable que toute augmentation produise une grande somnolence dans la journée, une absence marquée de volonté et d'activité mentale, un engourdissement des sens, un affaissement de la tête, une faiblesse considérable du corps et une allure chancelante (titubante).

4° Il est toujours imprudent pour un malade, prenant l'un ou l'autre des bromures et s'en trouvant bien, d'interrompre, même un seul jour, l'usage de ce mode de traitement, à moins qu'il n'ait été, pendant au moins quinze ou seize mois, complétement exempt d'attaques. En effet, il est très-fréquent que des malades, négligeant cette règle, soient de nouveau pris d'attaques, après une immunité de plusieurs mois ou même d'un temps encore plus long, et cela un, deux ou quelques jours seulement après l'interruption du traitement. Dans plusieurs cas, même après une guérison apparente de dix, onze ou douze mois, et, dans un cas, de treize mois et quelques jours, il y a eu une réapparition de la maladie, peu de jours ou une semaine après que le traitement eut été abandonné. Un des médecins les plus capables des États-Unis, mon ami le docteur Edward H. Clarke, a fait une observation semblable dans un cas où une interruption des attaques avait existé pendant toute une année (1).

(1) Il a été récemment avancé par le docteur Namias, de Venise, et par le docteur Rabuteau (*Gazette hebdomadaire de médecine*, etc., 24 avril 1868,

5° L'effet débilitant des bromures chez des malades déjà
faibles, comme le sont la plupart des épileptiques, doit être
prévenu ou amoindri par l'usage de la strychnine, de l'arsenic, de l'oxyde d'argent, de l'huile de foie de morue, des
douches et des bains de pluie, froids, et (cela va sans dire)
du vin et d'un régime alimentaire fortifiant (1).

6° Le fer et la quinine, qui sont généralement préjudiciables aux épileptiques, excepté dans des cas où leur affection
nerveuse est causée, ou au moins notablement aggravée par
la chlorose, l'anémie ou la cachexie paludéenne, sont plus
particulièrement nuisibles dans les cas où le malade prend
en même temps des bromures (2).

p. 263) que le bromure de potassium se retrouve encore dans l'urine très-
longtemps après qu'il a été absorbé. Namias dit l'avoir trouvé après quatorze
jours, et Rabuteau au bout d'un mois ; malheureusement ils ne disent pas
quelle est la quantité qu'ils ont trouvée. Mon ami, le docteur Hameau,
fondant son opinion sur les recherches de Namias, pense que le bromure
de potassium s'accumule dans l'économie, et il explique de cette façon la
mort d'un malade empoisonné par ce sel (*Journal de médecine*, de Bordeaux,
mars 1868). Je ferai seulement remarquer, à ce sujet, que le malade en
question a pris parfois seize grammes, par jour (une demi-once), de ce puissant médicament.

(1) En faisant usage de strychnine ou d'arsenic, il faut se rappeler que
ce n'est pas seulement la mauvaise influence des bromures, mais que c'est
aussi leur influence favorable contre l'épilepsie qui peut être diminuée par
ces puissants agents (spécialement par la strychnine) ; il est, par conséquent,
nécessaire, lorsque ces remèdes sont employés, d'augmenter la dose des bromures. L'antagonisme entre la strychnine, qui agit en augmentant la faculté
reflexe des centres nerveux, et les bromures qui diminuent cette faculté,
peut être assez grand pour faire cesser presque complétement l'influence des
bromures et pour diminuer l'action toxique de la strychnine. Dans un cas,
132 grains (8 grammes 3/4) des deux bromures nommés ci-dessus étaient
pris par jour sans la moindre apparence de bromisme et sans aucun effet
marqué sur l'épilepsie, lorsque le malade prenait dans la même journée
environ un tiers de grain (plus de 2 milligrammes) de strychnine, tandis
qu'il suffisait de 80 grains (5 grammes 1/4) de ces sels par jour pour engendrer un bromisme considérable lorsqu'il ne prenait pas de strychnine.

(2) Il y a, cependant, un sel de fer, qui, lorsqu'il est donné à doses modé-
rées, semble souvent agir favorablement, et sans aucun inconvénient, chez
les épileptiques : c'est le citrate de fer et de strychnine.

7° Une légère purgation, toutes les cinq ou six semaines, donne habituellement une nouvelle impulsion à l'action favorable des bromures contre l'épilepsie.

L'association des bromures de potassium et d'ammonium avec l'iodure de potassium m'a aussi donné de meilleurs résultats que l'usage d'un seul ou de deux de ces médicaments, dans le traitement de la chorée, de l'hystérie (1), des spasmes ou contractures réflexes ou d'autres sortes, de névralgie réflexe, ou de plusieurs formes de désordre mental dû à une irritation périphérique, ou à une congestion intra-crânienne, etc.

J'ai observé un fait très-curieux en employant à la fois le bromure de potassium et le bromure d'ammonium. J'ai reconnu que, sans produire le phénomène qui constitue ce que l'on a nommé le *bromisme* (anesthésie de l'arrière-gorge, des narines, etc.; faiblesse spéciale du cou et de la colonne vertébrale, manque de volonté, somnolence, stupidité, etc.); j'ai pu donner, dans un jour, 60 grains (4 grammes) de bromure de potassium et 30 grains (2 grammes) de bromure d'ammonium, tandis que, si je remplaçais les 30 grains de ce dernier sel par 20 grains (1 gramme 1/3) seulement de l'autre sel, de façon à donner 80 grains (5 grammes 1/4) de bromure de potassium seul, le *bromisme* se produisait ordinairement. De même, si je retirais les 60 grains de bromure de potassium, et si j'ajoutais aux 30 grains de bromure d'ammonium, de 20 à 25 grains (1 gramme 1/3 à 1 gramme 2/3) de ce même sel, le *bromisme* se produisait encore.

(1) L'emploi simultané des bromures et d'un iodure, bien que très-utile, n'est pas l'un des meilleurs modes de traitement contre l'hystérie. L'opium et l'éther sulfurique (à l'intérieur) à hautes doses, sont certainement de beaucoup supérieurs contre les différentes formes de l'hystérie. De même aussi, ce mélange salin n'a pas, contre la chorée, autant de pouvoir que l'arsenic ou la strychnine.

De telle sorte que 90 grains (près de 6 grammes), c'est-à-dire *une plus forte dose* des deux médicaments pris ensemble ne produisait pas le *bromisme*, tandis qu'*une plus petite dose* de l'un (80 grains, 5 grammes 1/4) ou de l'autre (50 à 55 grains, 3 grammes 1/3 à 1 gramme 2/3), employé seul, le produisait. Si nous appelons le *bromisme* un mauvais effet, et si nous appelons bon effet l'influence favorable de ces remèdes dans l'épilepsie et dans d'autres névroses, on peut donc, d'après ce qui précède, dire que leur association, dans certaines proportions, diminue leur mauvais effet, tandis qu'il augmente leur bon effet.

L'association de plusieurs autres médicaments conduit à des conclusions à peu près semblables, en ce qui concerne leur action. Par exemple, j'ai trouvé que l'association de la belladone au stramonium, à la jusquiame, à la ciguë, ou à l'aconit (substances qui semblent, lorsqu'elles sont prises seules, produire un grand nombre de phénomènes semblables), non-seulement augmente la salutaire influence de ces remèdes, mais semble aussi diminuer quelques-uns de leurs mauvais effets.

J'ai obtenu un avantage beaucoup plus grand contre la névralgie ou contre d'autres douleurs, de la combinaison des extraits suivants, que de l'un quelconque d'entre eux employé seul, ou de l'association de deux ou trois seulement :

℞. Extrait de belladone........ 1/6 de grain.
—   stramonium...... 1/5 —
—   chanvre indien... 1/4 —
—   aconit .... 1/3 —
—   opium.......... 1/2 —
—   jusquiame .... 2/3 —
—   conium......... 1 grain *.
Poudre de réglisse.......... q. s.   (*Pour une pilule.*)

Selon les circonstances, j'ai donné, sans produire une

* Le grain anglais (*Troy*) vaut 0ᵍʳ,06479, ou en chiffres ronds 6 milligr. 1/2.

grande perturbation, trois, quatre et même cinq pilules ainsi
composées, dans un jour et quelquefois dans l'espace de
huit ou dix heures. Il est évident qu'il n'en aurait pas été
ainsi, si les effets toxiques de chacun de ces extraits s'étaient
ajoutés à ceux des autres. Il faut qu'il y ait, par conséquent,
une influence exercée par quelques-unes de ces substances
sur les autres, influence qui a pour résultat de diminuer les
mauvais effets sans entraver les bons.

L'association de remèdes qui sont connus pour être plus
ou moins antagonistes l'un à l'autre, a été très-peu étudiée
en ce qui concerne leurs mauvais effets, lorsqu'ils sont employés à hautes doses. De grands avantages peuvent être
obtenus par des associations de ce genre, si les effets favora-
bles des médicaments associés restent entiers ou à peu près;
bien plus, ces effets sont alors augmentés, comme c'est le cas
pour les bromures de potassium et d'ammonium. Il n'y a que
quelques médecins qui semblent avoir fait attention à la question de l'association des médicaments. Mialhe, dans son ingénieux ouvrage sur l'action des remèdes (1), a étudié la question au point de vue chimique, ce qui n'est qu'une partie
restreinte de cette question. Je connais très-peu de travaux
originaux dans lesquels son importance soit convenablement
appréciée. Deux d'entre eux méritent d'être mentionnés :
l'un est du docteur Eisenmann, de Würzburg (2); il traite
de l'influence de l'association de l'opium avec un grand
nombre d'autres médicaments ; l'autre est du docteur
Nivison (3), de Hector (État de New-York), sur l'association
de l'opium avec la quinine. Dans le traitement des névroses,
des recherches sur ce sujet récompenseraient amplement ceux
qui les entreprendraient.

(1) *Chimie appliquée à la physiologie et à la thérapeutique.* 1856, p. 554.
(2) *Bulletin général de thérapeutique*, vol. LVII, juillet 1859; pp. 26 et 81.
(3) *American Journal of the Medical Sciences*, juillet 1861 ; p. 51.

APPENDICE SIXIÈME (*)

DES SYMPTOMES VASO-MOTEURS DANS L'HÉMIPLÉGIE SPINALE.

*Faits prouvant qu'une lésion dans une des moitiés laté-
rales de la région cervicale de la moelle épinière produit
une paralysie des vaisseaux sanguins dans les membres et
dans le tronc du même côté, un accroissement morbide de
sensibilité (hyperesthésie) dans le même côté, quelques symptômes vaso-moteurs et autres, dans l'œil et à la face aussi
du même côté. — Conclusions qui ressortent de cette démonstration.*

Il résulte des faits que j'ai relatés, dans la première partie
de cette leçon (voy. *The Lancet*, 2 janvier 1869) que, lorsqu'une lésion d'une partie latérale de la région cervicale de
la moelle épinière est assez étendue pour causer une paralysie du mouvement volontaire et du sens musculaire, c'est
dans les membres et dans la moitié du tronc du même côté,
que ces phénomènes paralytiques se montrent. Il résulte
aussi de ces mêmes faits que si une lésion, dans la région
cervicale de la moelle épinière, est assez étendue pour produire de l'anesthésie, ce symptôme n'apparaît pas dans les
membres et le tronc du côté de la paralysie, mais bien dans
les parties correspondantes du côté opposé.

Continuant ma démonstration, je vais prouver maintenant
que les symptômes de paralysie des vaisseaux sanguins se

(*) Cet appendice est la traduction d'une partie d'une leçon publiée par le
docteur Brown Séquard dans le journal de Londres, *The Lancet*, 13 février
1869.

montrent dans l'œil, à la face et dans le tronc du même côté
que la lésion, quand celle-ci siége dans la région cervicale
de la moelle épinière.

Je vais d'abord démontrer *qu'une lésion dans un côté de
la moelle épinière produit une paralysie vaso-motrice, dans
la moitié du tronc et dans les membres du côté correspondant.* Depuis le temps où j'ai découvert (1) qu'une section
transversale, d'une moitié latérale de la moelle épinière,
chez les animaux, est suivie d'une paralysie des nerfs vaso-
moteurs du même côté, ce fait a été observé par beaucoup
d'autres expérimentateurs. Moritz Schiff (2), cependant, a
essayé de prouver qu'une telle lésion ne paralyse pas tous
les vaisseaux sanguins du même côté, dans les parties du corps
en arrière de la section. Il croit que quelques-uns des nerfs
vaso-moteurs s'entre-croisent dans la moelle épinière. Je
n'examinerai pas maintenant s'il a tort ou raison sur ce point.
Ce que je tiens à dire à présent, c'est que tous les physiologistes sont d'accord pour admettre qu'une section d'une
moitié latérale de la moelle épinière est accompagnée d'une
augmentation évidente de température, tout au moins dans
quelques parties situées derrière la section, du même côté, et
que cette augmentation de chaleur est due à une paralysie
des vaisseaux sanguins.

Lorsque cette opération est faite dans la région cervicale,
les membres et la partie du tronc du même côté présentent
une paralysie de leurs vaisseaux sanguins, paralysie qui est
révélée par une augmentation de température. Il peut arriver
cependant (dans ce cas, de même que lorsque la moelle épi-

(1) Voir le *Medical Examiner*, Philadelphia, janvier 1853, p. 137, et mon
ouvrage : « *Experimental Researches applied to Physiology and Pathology*, »
New-York, 1853, p. 73.
(2) *Untersuchungen zur Physiol. des Nervensystems.* Frankfurt-am-Mayn.
1855, p. 192.

nière est coupée beaucoup plus bas), comme je l'ai déjà démontré dans un travail sur la physiologie et la pathologie de la moelle épinière (1), il peut arriver, dis-je, que si une inflammation survient dans la moitié divisée de cet organe, les vaisseaux sanguins, qui sont des tubes musculaires, soient saisis d'une contraction spasmodique semblable à celle que nous observons souvent dans les muscles du mouvement volontaire. Comme conséquence de cette contraction vasculaire, il y a, dans les membres paralysés, une notable diminution de température. Ce résultat est rarement observé chez les animaux parce que la myélite est très-rare chez eux. Chez l'homme, au contraire, l'inflammation de la moelle épinière est assez fréquente après une lésion traumatique, et nous observons souvent comme conséquence de cette inflammation un spasme des vaisseaux sanguins, avec diminution de température, dans les membres atteints de contracture des muscles volontaires. Ce spasme, cependant, est seulement temporaire et il est suivi d'une dilatation vasculaire plus ou moins marquée, avec élévation de température.

Autant que je sache, on n'a publié qu'un seul cas dans lequel, chez l'homme, l'autopsie a montré qu'une lésion située dans une moitié latérale de la région cervicale de la moelle épinière avait produit une paralysie des vaisseaux sanguins dans quelques parties du corps du même côté. Ce fait que je rapporterai brièvement a été publié par un habile médecin militaire, le docteur L. Collin (2).

Obs. — *Paralysie incomplète des membres droits avec augmentation considérable de température, dans la main droite : mort subite, par une maladie du cœur. Caillot san-*

(1) *Journal de physiologie*, 1863-65, vol. VI, p. 635.
(2) *L'union médicale*, n° 37, p. 580, 29 mars 1862.

quin dans le cordon antérieur droit de la moelle épinière,
au niveau de la troisième vertèbre cervicale.

Au mois d'avril 1861, un homme, après une chute sur
la tête, fut atteint d'une ostéite de la seconde et de la troisième
vertèbre cervicale et d'une paralysie du mouvement dans
le bras droit, avec faiblesse du membre inférieur du même
côté. Deux mois après l'accident, il fut atteint d'un rhumatisme et eut une affection du cœur. Il fut admis au Val-de-
Grâce en septembre 1861. Une grande différence de température entre les deux mains attira d'abord l'attention. Trois
observations thermométriques donnèrent les résultats suivants : 1° le 20 septembre, la température de l'aisselle étant
de 38 degrés centigrades, celle de la main droite était de 37
degrés et celle de la main gauche de 32 degrés ; 2° le 22 octobre, l'aisselle donnant pour température 37 degrés centigrades, la main droite donnait 36 degrés et la gauche 24 degrés ;
3° le 12 novembre, la température de l'aisselle étant de
37 degrés centigrades, celle de la main droite était de 35 degrés et celle de la gauche de 24 degrés. Ces expériences re-
présentent à peu de chose près les moyennes de toutes celles
qui furent faites. Les deux dernières, pratiquées par un
temps froid, donnèrent une plus grande différence que la
première, de 11 à 12 degrés environ. Aucune différence
marquée ne fut observée dans la température des deux extrémités inférieures. Le 16 novembre, le malade perdit soudainement connaissance et, sans cri ni convulsion, il mourut
en quelques secondes.

L'examen après la mort montra que le cerveau, le cervelet et le pont de Varole ainsi que leurs enveloppes étaient
en parfait état. Le corps de la troisième vertèbre cervicale
pénétrait un peu dans le canal spinal. Après avoir enlevé
son périoste on trouva le tissu osseux gonflé et d'une couleur

noirâtre. Il n'y avait rien de remarquable dans l'apparence extérieure de la moelle épinière. Mais, après une section longitudinale du cordon antérieur droit, on constata la présence d'un caillot de sang au niveau de la troisième vertèbre cervicale. Ce caillot n'était ni décoloré ni enkysté; il était mou et entouré d'un tissu ramolli, toutes les parties altérées étant de la grosseur d'une noisette. Il n'existait pas d'altération dans la partie cervicale du nerf sympathique. Il y avait une considérable hypertrophie excentrique du cœur avec adhérences cellulo-fibreuses au péricarde. On a constaté aussi une insuffisance des valvules sigmoïdes gauches.

Ce cas ne laisse aucun doute que, chez l'homme comme chez les animaux, lorsqu'une lésion dans une moitié latérale de la moelle épinière est suivie d'une paralysie vaso-motrice et d'une augmentation de température, ces deux phénomènes apparaissent du côté de la lésion. La seule différence consiste en ceci que dans les expériences faites jusqu'à ce jour par les physiologistes, on a constaté une élévation de température dans les deux membres du côté de la section d'une moitié latérale de la moelle épinière, dans la région cervicale; tandis que chez le malade dont je viens de donner l'histoire, le membre supérieur seul avait subi une augmentation de température. Mais, des expériences que j'ai faites tout récemment prouvent qu'il n'existe pas de différence, à cet égard, entre l'homme et les animaux. J'ai trouvé que les nerfs vaso-moteurs des membres se comportent comme les fibres nerveuses du mouvement volontaire dans la région cervicale de la moelle épinière : ces deux espéces de conducteurs appartenant au membre supérieur occupent dans cet organe une partie plus superficielle que les fibres vaso-motrices et motrices volontaires appartenant au membre inférieur. De telle sorte qu'une lésion qui n'intéresse pas la totalité de l'étendue transversale d'une moitié latérale de ce centre nerveux peut, selon son siége dans cette partie, produire une paralysie du mouvement volontaire et des vaisseaux sanguins, soit dans le membre supérieur seul, soit dans le membre inférieur du même côté. Je publierai bientôt tous les détails de ces expériences.

Le docteur Collin attribue à la forte impulsion donnée au sang par le cœur hyperthrophié de son malade, la très-grande différence de température constatée entre le côté où les vaisseaux sanguins étaient paralysés et l'autre côté. Il est probable que cette cause a eu quelque influence. Mais, même sans l'existence d'une cause semblable, il y a lieu de croire que, chez l'homme, une lésion entièrement limitée à un côté de la moelle épinière(1), et placée à la partie supérieure de la région cervicale, produira une différence considérable de température entre les deux côtés du corps. Chez les chiens, Moritz Schiff a observé une différence de 12 degrés centigrades (21°, 6 Fahr.); j'ai observé une fois, avec un de mes élèves, le docteur Carmona, une différence de 20 degrés centigrades (36° Fahr.). Dans ces cas, cependant, cette différence n'est pas seulement l'effet d'une paralysie des vaisseaux sanguins d'un côté; elle résulte aussi, comme je l'ai déjà démontré dans une communication faite il y a longtemps à la Société Royale, de Londres (2), d'une contraction spasmodique des vaisseaux sanguins du côté op-

(1) Dans tous les cas de lésion de la partie supérieure de la moelle épinière, que j'ai rapportés dans ma première leçon, l'altération n'était pas absolument limitée à une des moitiés latérales de cet organe.

(2) Voir *Proceedings of the Royal Society*, 1857, vol. VIII, p. 594. Dans cette communication j'ai essayé de prouver qu'il y a une grande analogie, sinon une identité absolue, entre quelques-uns des effets de la section d'une moitié latérale de la moelle épinière et ceux de la division du nerf sympathique cervical.

posé, contraction due à l'irritation de la moitié latérale de la moelle épinière non divisée.

Pour conclure en ce qui concerne l'influence d'une lésion dans une moitié latérale de la moelle épinière sur les vaisseaux sanguins, je dirai que les expériences faites sur les animaux, et l'histoire du malade observé par le docteur Collin, prouvent d'une manière positive qu'une semblable lésion, lorsqu'elle est suivie d'une paralysie vaso-motrice et d'une élévation de température, produit ces effets du même côté où elle existe.

Cette relation de siége qui existe entre ces symptômes et la lésion de ce centre nerveux prouve que dans les cas cités dans ma première leçon et dans lesquels on avait constaté une élévation de température dans les membres paralysés (cas 1, 2, 3, 5 et 10), j'avais raison de considérer les symptômes observés, comme provenant d'une lésion principalement localisée dans la moitié latérale de la moelle épinière, du côté paralysé.

Je vais maintenant essayer d'établir *qu'une lésion dans une moitié latérale de la moelle épinière cervicale produit un accroissement morbide de sensibilité (hyperesthésie) dans la partie du tronc et dans les membres du même côté.* — La démonstration de cette proposition s'obtient d'une manière très-positive par des expériences sur des animaux vivants. Depuis que j'ai découvert, il y a vingt ans (1), qu'une section d'une moitié latérale de la moelle épinière est toujours suivie d'une hyperesthésie dans les parties paralysées, j'ai eu l'occasion de faire cette expérience sur un nombre immense d'animaux appartenant à plus de trente espèces différentes, et j'ai toujours observé immédiatement après

(1) Voir *Comptes rendus de la Société de biologie*, vol. I, 1849, p. 192. Et aussi : *Gazette médicale de Paris.* 1850, p. 169.

cette opération, un notable accroissement de sensibilité aux impressions douloureuses.

Je n'entends pas examiner ici quelles sont les causes de cette hyperesthésie. Je dirai seulement que la principale est une paralysie des nerfs vaso-moteurs, appartenant aux vaisseaux sanguins de la moitié latérale de la moelle épinière, et à ceux des membres et des autres parties du corps qui se trouvent au-dessous de la lésion et du même côté qu'elle (1).

Je ne connais pas, dans notre espèce, un seul cas dans lequel une autopsie ait montré le siége exact de la lésion médullaire (quand le siége était dans une moitié latérale de la région cervicale), chez des malades qui avaient une hypéresthésie marquée dans des membres paralysés; mais il existe deux ou trois cas d'hémiparaplégie, que je rapporterai dans la prochaine leçon, et dans lesquels l'examen, après la mort, a prouvé que la lésion du centre nerveux spinal était du côté de l'hypéresthésie. Nous pouvons donc conclure, que l'existence d'une hypéresthésie unilatérale du côté paralysé, dans des cas d'affections organiques ou de lésion traumatique de la moelle épinière, peut indiquer, au même titre que la paralysie, quel est le côté de ce centre nerveux qui se trouve altéré.

J'avais donc raison de dire, en parlant de certains cas dont j'ai donné les détails dans la leçon précédente, que le siége de la lésion de la moelle doit se trouver dans la moitié latérale de cet organe, du côté où le tronc et les membres sont atteints d'hypéresthésie. D'un autre côté, dans quelques-uns de ces cas, j'ai fait remarquer qu'il n'existait pas d'hypéresthésie; ce qui s'explique aisément par cer-

(1) Il existe d'autres causes que j'ai signalées dans le *Journal de la physiologie de l'homme et des animaux*, vol. VI, 1863-65, p. 613.

taines expériences sur les animaux. Ces expériences prouvent : 1° que, dans le cas d'une section incomplète d'une moitié latérale de la moelle épinière, n'intéressant pas les parties postérieures de cette moitié, on constate seulement une hyperesthésie très-légère et temporaire ; — 2° que, lorsque les deux moitiés latérales de la moelle épinière sont divisées transversalement, l'une complétement, et l'autre d'une manière incomplète, la sensibilité peut persister. (Pourtant alors non-seulement elle n'est pas augmentée, mais elle est même quelquefois diminuée dans le tronc et les membres du côté où la section transversale est complète.)

Enfin je crois pouvoir démontrer *qu'une lésion dans un côté de la moelle épinière cervicale ou au renflement cervico-brachial produit dans l'œil et à la face, du même côté, des symptômes semblables à ceux qui suivent une section du nerf grand sympathique cervical.* — Mes expériences sur les animaux, celles de Budge et de Waller, ainsi que celles de Moritz Schiff, ne laissent aucun doute sur la similitude des effets produits sur l'œil et à la face, par une section d'une moitié latérale de la moelle épinière à la partie inférieure de la région cervicale, et ceux causés par une division du nerf grand sympathique cervical. Cependant, autant que je sache, aucun fait de ce genre n'a encore été publié, dans lequel l'examen après la mort ait montré une lésion limitée à l'un des côtés de la partie cervicale de la moelle épinière. Mais il y a dans la science des cas nombreux où l'autopsie a montré chez l'homme l'existence d'une lésion des deux moitiés de la moelle épinière, dans la région cervicale, ayant produit dans les deux yeux et dans les deux côtés de la face, les mêmes effets que ceux qui suivent la section du nerf sympathique cervical. Nous devons au docteur J. W. Ogle (1),

(1) *Médico-Chirurgical Transactions,* vol. XLI, 1858.

une excellente publication sur ce sujet. Il n'y a donc pas de différence à cet égard entre l'homme et les animaux ; et je peux conclure que, dans les cas dont j'ai parlé dans la précédente leçon (cas dans lesquels il existait des symptômes unilatéraux, à la face et dans les yeux, ressemblant aux effets d'une section du nerf sympathique cervical), il existait une lésion dans le côté correspondant de la moelle épinière, produisant en même temps ces symptômes et une paralysie avec hyperesthésie dans les deux membres du côté correspondant. Ces caractères intéressants, ou au moins quelques-uns d'entre eux, ont été particulièrement observés dans les cas 1, 2, 6, 9 et 10 *. Très-probablement ils ont existé dans

---

* Voici ce qui a été observé par le docteur Brown-Séquard dans trois de ces cas.

Dans l'observation Iʳᵉ (p. 595, *The Lancet*, November 7, 1868), il s'agit d'un malade qui avait eu une lésion traumatique de la moelle épinière à la région cervicale, surtout à droite, et chez lequel les symptômes vaso-moteurs suivants ont été constatés à la face et aux yeux.

1° Occlusion partielle des paupières de l'œil droit, comme après la section du nerf grand sympathique cervical.

2° Les deux pupilles étaient resserrées, mais la vision était également bonne à droite et à gauche.

3° La sécrétion lacrymale était plus abondante à droite qu'à gauche.

4° Il avait de fréquents maux de tête, limités au côté droit.

5° Plusieurs muscles de la face étaient légèrement contractés à droite, d'où il résultait que l'angle de la bouche était plus près de l'oreille et de l'œil de ce côté que de l'autre.

6° La sensibilité de la face était très-légèrement augmentée des deux côtés, mais plus à droite qu'à gauche.

Dans l'observation IIᵉ (p. 660, *The Lancet*, November 21, 1868) il s'agit d'une malade dont la moelle épinière, comme dans le cas précédent, avait été lésée dans sa moitié latérale droite à l'origine de la dernière paire des nerfs cervicaux. Les symptômes vaso-moteurs suivants ont été observés à la face, à l'oreille et à l'œil du côté droit.

1° La pupille droite était plus petite que l'autre, mais capable de se resserrer et de se dilater.

2° Les paupières étaient plus rapprochées l'une de l'autre à l'œil droit qu'au gauche, mais la malade pouvait, par un grand effort de la volonté, ouvrir l'œil droit presque autant, sinon même tout autant que l'œil gauche.

3° La conjonctive droite était très-congestionnée, particulièrement à l'end'autres cas, mais on ne s'est pas aperçu de leur existence, ou bien ils n'ont pas attiré l'attention d'une manière suffisante pour être mentionnés.

tour de la cornée, et l'on y voyait beaucoup plus de vaisseaux qu'à la conjonctive gauche. L'oreille droite était aussi plus rouge que la gauche.

4° La face et l'oreille du côté droit étaient plus chauds que du côté gauche. L'oreille droite était à la température de 95°. Fahr. (35° cent.), et la gauche dans un cas à 93°, et dans un autre à 93°,5 (33°,9 et 34°,15), la chambre étant à 68° (20°).

5° La plupart des muscles de la face à droite étaient légèrement contractés.

6° La peau de la face à droite était hypéresthétique (quant aux sensations de douleur comme à celles de toucher). La malade sentait les deux pointes de l'œsthésiomètre quand elles n'étaient qu'à la distance de six dixièmes de pouce de ce côté à la face, tandis que de l'autre côté elle ne les sentait que lorsque l'intervalle entre elles était de plus d'un pouce.

Dans l'observation X° (p. 821, *The Lancet*, December 21, 1868), il s'agit d'un malade ayant eu aussi une lésion de la moelle épinière, surtout à droite, mais à la partie supérieure de la région cervicale. On ne constata chez lui à la face et à l'œil que les symptômes vaso-moteurs suivants :

1° La face était plus chaude à droite qu'à gauche.

2° La pupille droite était resserrée.

3° Les paupières étaient moins ouvertes à droite qu'à gauche. Il pouvait, cependant, par un grand effort de volonté, les ouvrir à bien peu près autant à droite qu'à gauche.

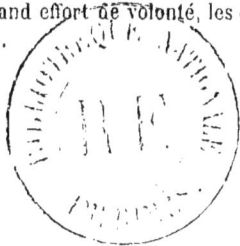

Corbeil, typ. et stér. de Crété fils.

www.ingramcontent.com/pod-product-compliance
Lightning Source LLC
Chambersburg PA
CBHW070500200326
41519CB00013B/2661